| 病床再編 | 働き方改革 | スタッフマネジメント | 組織分析 |

──これからの変化に対応するために

看護管理者のための SWOT分析 [超入門]

著 河野秀一

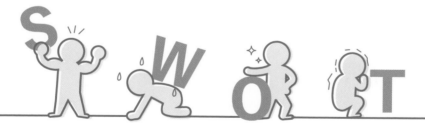

MC メディカ出版

::::::: はじめに :::::::

　私は、これまで多くの病院や看護協会で目標管理や組織管理について講義をさせていただいてきました。その中で、看護管理者の皆さんとお会いしてずっと気になっていたこと、それが「組織分析」でした。マネジメントを行う看護師長は自部署の「組織分析」はどうやっているのだろうか、看護部は組織分析に関する教育をどうやっているのだろうか、そんな疑問がずっとありました。そして、組織分析をする際、看護界で最も多く用いられている SWOT 分析については、みなさんはどのように学んでいるのだろうか、ひょっとして学べていないのかもしれないと考えていました。

　今回、本書を執筆するにあたりお話を伺った看護管理者のみなさんは、病院では SWOT 分析についての教育を十分に受けていないという人がほとんどでした。教育を受けていないにも関わらず、ずっと何年も SWOT 分析を実施している、そんな実態が浮かび上がりました。その実態を知り、私は、これは問題だ、誰かが手をつけないといけないことだと強く思ったのです。

　部署をマネジメントしていくうえで、自部署の現状分析は避けて通れません。また、環境の変化の大きな医療界においては、いま世の中が、地域がどうなっているのかを知ることは必須のことです。本書では、看護管理者のマネジメントの質を高められるよう、SWOT 分析に必要な思考法から、基本的な考え方、陥りがちな間違いと解決法など、事例を挙げながら解説しています。そして、分析から戦略立案、目標設定までの流れについても整理させていただきました。本書が看護管理者のマネジメントのお役に立てれば幸いです。2021 年に出版させていただいた『看護管理者のための 超実践 目標管理 考え方・立て方・指導の仕方』（メディカ出版）と合わせてお読みいただければ、より一層、理解が深まると考えます。

　最後になりますが、今回、企画から刊行するまでご尽力いただいた、株式会社メディカ出版の猪俣久人さんに、心より感謝の意を申し上げます。

2022 年 3 月

河野 秀一

contents

●制作協力者一覧（五十音順）

加藤由美（人間環境大学　看護学部　講師）————————————————— 座談会

倉橋良恵（手稲渓仁会病院　看護師長）—————————————————————— 座談会

小山静香（JCHO埼玉メディカルセンター　看護師長）———————————— 座談会

富山美由貴（堺若葉会病院　看護師長）————————————————————— 座談会

本橋敏美（恵寿総合病院　看護部長）————————————————————— 4章事例2執筆

村岡修子（NTT東日本関東病院　看護師長）———————————————— 4章事例1執筆

1章

SWOT分析・
クロス分析の基本のキ

SWOT分析・クロス分析の基本のキ

1 環境変化に対応するための戦略策定・組織分析と思考法

少子高齢多死社会に加え、働き方改革、新型コロナウイルス感染症の流行など、今の病院・看護部を取り巻く環境は、激変の中と言えます。ただ、どんな時代であっても、組織は、維持・継続をさせることが求められ、成果を出すことが組織長たる看護師長の役割であり責任です。また、人的資源管理の観点では、人を育てることも管理者の重要な責務です。新型コロナウイルスに対応しなければならないからといって、その役割と責任は免れません。どんな状況であっても管理者は、**組織を維持・継続し、成果をあげていくことが必要**になります（図1）。

図1 ● 看護管理者に求められるもの

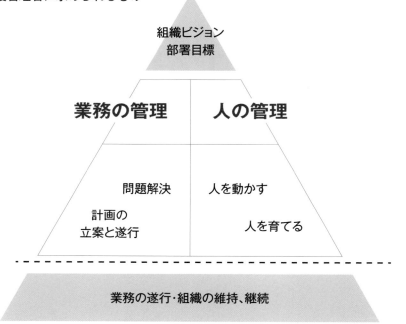

どんな時代でも環境の変化は常にあります。そして小さな変化は日々起きています。現代は、この環境変化があったときの対応、すなわち状況に適応したマネジメントこそが、管理者に求められるのです。

見渡してみれば、新型コロナウイルスの出現に限らず、環境変化は常にありました。患者を含めた地域住民の高齢化や転出入にはじまり、政治、経済、社会の動向は、ニュースなどで知ってのとおりです。医療技術は常に進化しており、過去の常識が通用しない

どころか、現在においては非常識になっていることも少なくありません。まさに、日進月歩です。また、金属ですら疲労するように、変わらないものは世の中にはないと考えるべきです。目に見えずとも、時間の経過とともにさまざまなものが少しずつ変化しているのです。

　人々の価値基準、すなわち価値観も時代の変化とともに、多様化しながら変わっています。さらに、情報化社会を反映して、病院に対する患者の期待も変化しています。か

図2 ● 変化に対応する組織

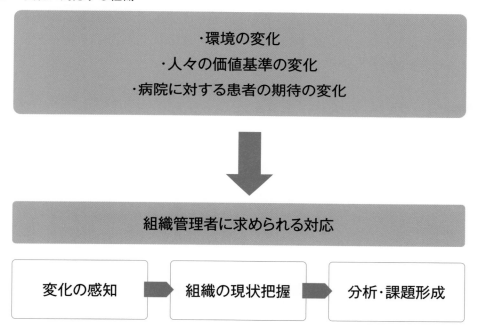

つては、医療者と患者の間に「情報の非対称性」があると言われていましたが、健康情報があふれる現在、その格差は確実に小さくなってきています。このように世の中は、私たちの思いとは別に、知らず知らずのうちに変化を起こしています。管理者は、これらのさまざまな環境変化に常に敏感にならなければなりません（**図2**）。

☑**組織は常に変化していく**

　自組織についても同様に、常に変化しています。組織は生き物なのです。新型コロナウイルスで言えば、患者受け入れに際して、短期間で病棟編成を何度も変更したという病院も多いと思います。そうでなくても、毎年新人が入ってきたり、退職者が出たりします。新人も基礎教育の状況によって、今までとは異なるタイプとなっており、当然ですがいろいろな価値観を持った新人がいます。既存スタッフの部署異動や昇進昇格はも

ちろん、育休、産休で長期に休暇を取るスタッフもいるでしょう。部署のベッド稼働も入退院の状況によって常に変動します。管理者が4月に新しい部署に着任したとしても、1年もたてば、また違うスタッフに対して管理業務を行わなければならないのです。もちろん、組織管理者である自分自身も年齢と経験を重ね、変化しているのです。

　環境が変化しているということは、組織管理者が行うマネジメントもその変化に対応させなければならないことを意味します。周りが変わっているのに自部署だけが変わらないとなると、世の中から取り残されて、浦島太郎状態となります。環境が変化していることがわかっていても、何もせず、いつもと同じマネジメント手法を取るようでは、管理がうまくいくはずがありません。もちろん組織ビジョン、あるべき姿は簡単に変えるべきものではありません。環境変化があったら、部署のビジョンに到達するまでの道筋、すなわち戦略をどう変えるかが大事なのです。

☑ 組織のミッション、バリュー、ビジョン、ストラテジー

　ここで、組織のミッション（使命）、バリュー（価値）、ビジョン（将来像）、ストラテジー

表1 ● 組織のミッション、バリュー、ビジョン、ストラテジー

Mission	使命	組織が社会に存在する理由 （社会で果たすべき役割は何か）
Value	価値	組織の共通の価値観
Vision	将来像	組織の望ましい未来図 （将来どのようになりたいか）
Strategy	戦略	ビジョンがどのように実現されるかについて 合理的な道筋と詳細な方法を提示するもの

（戦略）について整理しておきます（**表1**）。使命は、組織の存在意義であり、組織が社会で果たすべき役割とも言えます。バリューはその名の通り組織の共通の価値観を表します。**ビジョンと戦略は、常にセットで考えるべきです。**よく、ビジョンと理念とはど

表2 ● 何のための分析か？

> 組織のビジョンや目標を達成するためには、
> 今、どういう課題があり、
> 今後どういう戦略を展開すればよいのかを
> 導き出す必要がある。現状認識がスタート

う違うのかと聞かれます。ビジョンは「3～5年後の将来のありたい姿・あるべき像」であるのに対し、理念とは「こうあるべきという根本の考え」のことを指します。より根源的なものが理念なのです。**戦略は、ビジョンに到達するまでの道筋**です。組織管理を行う際には、自組織だけでなく、上位組織である病院や看護部についても、これらの項目をしっかりと把握しておくことが求められます。

　組織管理者は、環境変化があれば、現状を分析し、直ちに変化に対応し、問題を乗り越えていけるように考えなければならないのです。それが、組織戦略ということになります。組織戦略は組織が生き抜くための基本的な方向を与えるものです。組織は、現状維持のマネジメントではない、戦略的なマネジメントが必要なのです。高品質、高付加価値、差異化を実現している看護サービスが、部署の成果に大きく影響するのです。

　環境変化がある限り、その都度、戦略を再構築しなければなりません。管理者は、そのために現状分析を行うのです。現状分析は、決して上から言われたから、とやるものではありません。皆さんは病院通勤の朝、空模様を見て、天気予報を確認して、雨が降りそうだったら、傘を持っていくはずです。「雨が降るとすると、雨に濡れないために、傘を持参する」と考えるはずです。これは仮説を立てながら、戦略を立てていることにほかなりません。こう考えれば、戦略立案は、決して難しいことではありません。組織ビジョンを達成するために、環境が変化したら戦略を立案する、そのための現状分析なのです（**表2**）。戦略立案には、組織の現状をさまざまな角度から分析して、課題を設定していくのです。

☑ マネジメントは情報収集がスタート

　このように、**マネジメントはいかに変化を感知するかという情報収集がスタート**です。皆さんも、車を運転したり乗ったりすると思います。実は、マネジメントと車の運転は共通するところが多くあります。上手く車を運転するためにドライバーは何をする

表3 ● 経営は車の運転に似ている

上手く車を運転するためにドライバーは何をするか
1. 車の性能をよく知る
2. 車の定期点検を行う
3. どこに行くか計画する
4. 今の車の状態を知る
  （ダッシュボード計器類などからの情報収集）
5. 今の天気や道路の状況を良く知る
6. 助手席からの情報を参考にする
7. 運転技術を磨く

表4 ● 経営は車の運転に似ている

上手く病棟をマネジメントするために看護管理者は

1. 看護スタッフの強み・弱みをよく知る
2. 定期的に組織評価・現状分析を行う
3. 組織ビジョン、目標を設定する
4. 今の組織の状態を知る
  （スタッフなどからの情報収集、ラウンド、各種データ分析）
5. ニュースや会議、資料などで今の組織を取り巻く環境を知る
  （情報収集）
6. 副師長、リーダーからの情報を参考にする
7. 意思決定・管理スキルを磨く

でしょうか？（表3）
　表3に挙げたようなことが考えられます。これを部署経営に置き換えてみますと、**表4**のようになります。スタッフのことを知り、組織のことを知る。そのうえで、目標を立て、実行していくのです。このように、**SWOT分析などの組織分析は、うまく病棟をマネジメントしていくスタート地点で必ず行うことなのです。情報なくして、マネジメントはできないのです。**

　組織の現状分析を実施していくにあたって、欠かせない思考法がいくつかあります。分析がうまくできない原因のひとつに、これらの思考法をしっかりと身につけていないというケースが多いのです。ここからは、分析に必要とされる代表的な思考法をご紹介します。

☑ 分析に必要な思考～表面的・他責にならない分析力

　私が多くの病院・看護部で組織分析や目標管理の講義をさせていただき、その中で看護師長のワークを拝見して感じるのが、分析にかかる思考レベル、能力がまだまだ不十分ということです。事象をただ表面的に見ていても、十分な分析はできません。分析中にわからないことも出てくるはずです。分析は深く考えることが必要です。とはいっても、特別な思考法ではなく、看護管理者の皆さんにとっては、これまで聞いたことがある思考法ばかりです。ただ、名前は知っていても、内容についてはよくわからないものもあると思います。あらためて整理してみます。

①概念的思考

　概念的思考とは、本質を捉える思考法です。分析を行うにあたって中核となる思考法です。

　分析とは、**「物事を、その構成要素に分けて性質や構造を明らかにすること」**です。多くの方は、SWOT分析において強みや弱みを箇条書きで列挙することはできるのですが、そこまでとなってしまっています。そのままでは、組織内部を「強みと弱みに分類した」だけです。分析は、まず分類したうえで、その先にある**「性質や構造を明らかにする」**ところまで到達しなければなりません。特に弱みは、部署の問題でもあり、弱みの原因は何か掘り下げて、真の原因を突き止める必要があります。また、分析は、列挙されたいくつかの弱み間の関係性も見ておく必要があります。真の原因や関係性を明らかにするためには、概念的思考が必要となるのです。

　問題の構造を概念的に捉えたのが**図3**です。現場で起きていることは、事象にすぎません。ある意味、結果です。ここだけ捉えても表面的な理解で終わってしまいます。結果にはそこにつながる要因・原因があります。その要因をさらに掘り下げることによって、真の原因、すなわち問題の本質にたどり着くことができるのです。このように、分析は全体像を捉えたうえで、それぞれの関係性を構造化していく必要があります。本質を捉える思考法が概念的思考なのです。

　このことを実際の分析事例で考えてみましょう。例えば、部署で「PNS（パートナーシップ・ナーシング・システム）が機能していない」「残業が減らない」「インシデントが減らない」という弱みが抽出されたとします。PNSの評価は、なにがしかの指標化

図3 ● 問題を概念的に捉える（構造化）

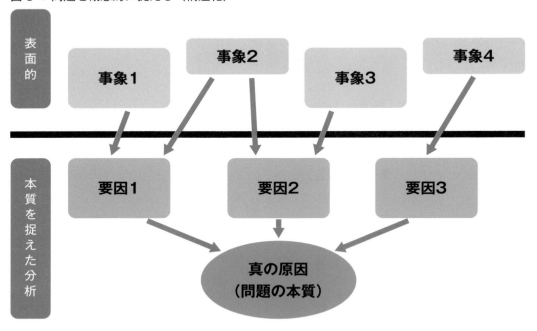

図4 ● 組織の弱みの分析と真の原因

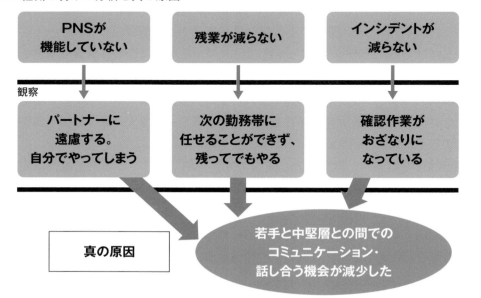

が必要ですが、残業時間やインデント数はデータを取ればわかると思います。弱みが抽出されたとして、ここまでで分析を終わりにして、PNS、残業、インシデントそれぞれから問題解決策、目標を考える管理者が数多くいます。しかし、分析においては、部署目標を立てる前に、その性質や構造を明らかにする必要があるのです。事象をしっかりと観察したうえで、さらに掘り下げると、共通する問題、すなわち真の原因が導かれます。ここでは、掘り下げた結果、「若手スタッフと中堅層との間でのコミュニケーション・話し合う機会の減少」という真の原因が導き出されました（**図4**）。結果としてPNSや残業、インシデントがばらばらに事象として現れていますが、原因、根っこは同じだったのです。これがまさに分析です。いろいろな問題が生じたが、実は根本原因が同じだったというケースは決して珍しくなく、比較的多く出現します。そして、さらに言えば、その事象は管理者自身のマネジメントに由来するのです。ここでは、「若手スタッフと中堅層とのコミュニケーション・話し合う機会が減少したまま放置していた」管理者のマネジメントが原因だったと考えます。概念的思考の詳細については、拙著『看護管理者のための概念化スキル超入門』（メディカ出版）をご参照ください。

②自責思考

　管理者が自部署の組織分析を行う際に重要な思考として、自責思考があります。初めに述べたように、病棟など任された部署で成果を出すことは、管理者の役割であり責任です。管理者は、自部署のスタッフ、すなわち与えられた人的資源を活用して成果を出さないといけないのです。これはミッションです。「安全な看護」「質の高い看護」などを組織ビジョンに掲げながら、「転倒転落何件以下」「患者満足度何点以上」などの具体的成果を上げていかなければなりません。部署で起こったことは、プロセスや結果も含めてすべて管理者の責任となります。

　しかし、そのプロセス・結果をスタッフのせいにしてしまう管理者が少なからずいます。「私は指導した、指示した」と言いはり、「スタッフが動かないのは、スタッフの責任。私は精一杯やった」とするのは、単なる主観であり言い訳です。管理者は、病院から役職を与えられ、権限ももらっています。病院は人・モノ・金・情報と言った経営資源を管理者に与えているのです。スタッフが動かないなら動くように関わり、モチベーションを高められるように動機づけしたり、リーダーシップスタイルを変えていかなければなりません。「指導した」としても結果が変わらないのは、不適切なマネジメントであったと自分の責任として受け取らないといけません。または、普段から、スタッフとの関わりが不十分で、関係性が築けていない結果として、現在の状況になっていると解釈すべきです。思うように動かないスタッフに対して「あれができない、これがダメ」と愚痴を語り、成果が出ないことをスタッフのせいにしておけば、管理者としては楽でしょ

図5 ● 他責思考と自責思考

他責思考
「問題の責任の所在を自分以外に求める思考法」

自責思考
「何か問題やトラブルが起こった時に自らに原因があるとして、
自らの改善を試みる傾向がある思考法」
自責思考の人はミスを起こしてしまったとき、次に同じ失敗をしな
いように自分の行動を振り返り、改善することを軸として考える。

他責思考のままでは…

**管理者が部署の問題をスタッフのせいにしてし
まい、何も変わらない!**

う。しかし、それでは、永久に問題解決は望めません。管理者自ら、自分の責任として
捉え、自分のマネジメント・リーダーシップを変えることでスタッフを指導し、行動変
容を促し、成果につなげていかないといけません（**図5**）。それこそが、真のマネジメ
ントなのです。

③仮説思考・俯瞰思考・抽象化思考
ⅰ）仮説思考
　戦略を立案するのに欠かせない思考が仮説思考です。こういうことをすれば、こうな
るのではないかと仮説を立て推論するのです。インターネットなどの情報網が発達した
現代は、誰もが平等に多くの情報にアクセスできるようになりました。そうなると、情
報そのものの価値は相対的に小さくなります。それよりも、得た情報を活用した仮説構
築能力（**図6**）がより重要になってきているといえます。Ａという情報があったとして、
「Ａという情報をそのまま活用しようとする人」と「なぜＡになったのかの前提や背景

図6 ● 仮説構築能力

誰でも得ることができるAという情報をキャッチした後…

✕ Aという情報をそのまま活用しようとする人

○ なぜAになったのかの前提や背景を分析し、また、Aから何が起きるか結果を予測して対策を打つ人

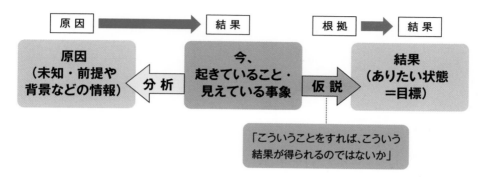

図7 ● 分析仮説

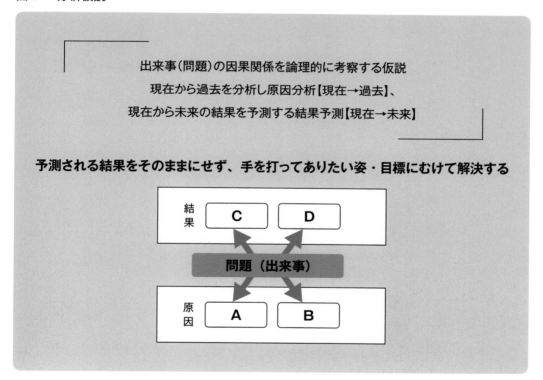

を分析し、また、Aから何が起きるか結果を予測して対策を打つ人」とのマネジメントにおいては、大きな差が出ます。組織戦略における仮説思考は、ある情報を元に、その情報を中心とした因果関係の考察である分析仮説（**図7**）をつくり、その分析をベースに目指す目標までの道筋を示す戦略仮説をつくることを言います（**図8**）。**つまり、仮**

図8 ● 戦略仮説

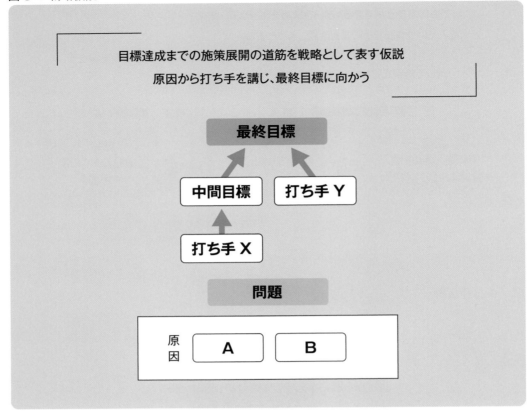

表5 ● 仮説思考の進め方

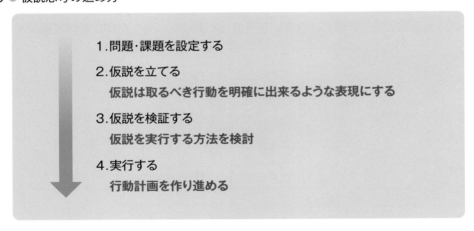

説思考は、分析にも戦略立案にも必要な考え方で、SWOT分析に重要な思考法であると言えます（表5）。

　例えば、部署の残業時間が昨年より増えているという情報があったとします。原因を探るにも、いろいろなことが考えられます。そこで、「記録に時間がかかっていて、残業になっているのではないか」という分析仮説を立てるのです。そして、記録にかけ

表6 ● 仮説を立てて戦略を立案する（戦略仮説）

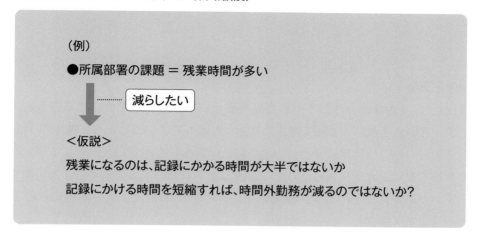

（例）

●所属部署の課題 ＝ 残業時間が多い

減らしたい

＜仮説＞

残業になるのは、記録にかかる時間が大半ではないか

記録にかける時間を短縮すれば、時間外勤務が減るのではないか？

る時間が短くなれば時間外勤務が減るのではないか、という戦略仮説を立てるのです（表6）。このように、仮説を立てることによって戦略立案が可能となるのです。それくらい、仮説思考は管理者にとって重要なスキルなのです。

ⅱ）俯瞰思考

　全体像を捉えるにあたって必要な思考法が、俯瞰思考です。全体を俯瞰してから、切り口を選択し、分類していきます。SWOT 分析では、組織の全体をあらゆる角度から見渡したうえで分析していきます。ある一部だけ見ているようでは、部分最適化しかできません。組織においては、全体最適化が必須です。そのために、俯瞰してものごとを考える力が求められるのです。図9に、俯瞰力の低い人にみられる特徴を示しました。

図9 ● 俯瞰力が低い人の特徴

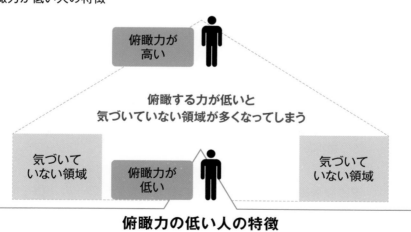

俯瞰力が
高い

俯瞰する力が低いと
気づいていない領域が多くなってしまう

気づいて
いない領域

俯瞰力が
低い

気づいて
いない領域

俯瞰力の低い人の特徴

・感情に任せて行動する人　　　　　　　・思い込みが激しい（ことに気づいていない）人

・常に具体的でわかりやすいものを求める人　・（根拠のない）自信満々な人

・他人の話を聞かずに一方的に話す人　　・「自分の置かれた環境は特別だ」という意識の強い人

iii）抽象化思考

　抽象化とは、「対象から注目すべき要素を重点的に抜き出して他は捨て去る方法」のことです。言い変えれば「単純に考えること」と言ってよいでしょう。抽象の「抽」は、「抽出」「抽選」という言葉に使われるように、何かをひき出すことを表します。不必要なものを捨て去り、大切なものだけをひき出します。分析するうえでも、大切なものをひき出す力が必要になるのです。抽象化をするには、「一般化」と「単純化」の2つの方法があります（表7）。

表7 ● 抽象化の2つの方法

一般化	一つひとつの具体例に対して、その上位概念として包括する一般的な言葉に置き換える
単純化	複雑な事象のうち、当該目的に合致した部分のみの特徴を取り出し、枝葉を切り捨てる

一般化

　一般化とは、ある具体的な事柄に対して、その上位概念として包括する一般的な言葉に置き換えることを言います。サバ、サンマ、カツオ、鮎という具体的なものを包括する言葉は何でしょうか。いうまでもなく「魚」です。サバは魚であり、魚の種類のひとつにサバなどがあるのです。青、赤、黄色、緑、紫は「色」と一般化できます。プライマリーナーシング、チームナーシング、PNSを一般化すると「看護方式」となります。このように、一般化するということはカテゴリー化するということであり、共通する言葉を探して括ることです。物事を適度に一般化すれば、全体像を捉えやすくなるというメリットがあり、問題解決がしやすくなります。

　SWOT分析では、同じようなカテゴリーで強みや弱みがでてきます。その場合に、グルーピングして名前をつけて一般化していくことで、例えば「看護の質」や「医療安全」「WLB」などの目標設定のテーマがつけられるのです。

単純化

　単純化とは、複雑な事象のうち、当該目的に合致した部分のみの特徴を取り出し、枝葉を切り捨てることを言います。多くの情報をそぎ落として、本当に大事なものだけを残す手法です。強み・弱みがたくさん抽出されたら、必要なものを残す一方で、優先順位の低いものは捨ててスリム化していきます。

　抽象化の「抽」は、何かを引き出す、選び出すという意味ですが、何かを選ぶということは、一方で、何かを捨てる、何かをやめるということと同じと考えられます。日常

表8 ● 仮説思考・俯瞰思考・抽象化思考

	仮説思考力	俯瞰思考力	抽象化思考力
一言で言うと	結論から考える	全体から考える	単純に考える
メリット	・最終目的まで効率的に到達する	・思い込みを排除し、コミュニケーションの誤解を最小化する ・ゼロベース思考を加速する	・応用範囲を広げ、一を聞いて十を知る
プロセス	①仮説を立てる ②立てた仮説を検証する ③必要に応じて仮説を修正する （以下、繰り返し）	①全体を俯瞰する ②切り口を選択する ③分類する ④因数分解する ⑤再度、俯瞰してボトルネックを見つける	①抽象化する ②モデルを解く ③再び具体化する
キーワード	・逆算する ・少ない情報で仮説を立てる ・前提条件を決める ・限られた時間で答えを出す	・誰もが共有できる座標軸で語る ・全体を俯瞰してから部分へ視点を移動させる ・適切な切り口（軸）を設定する ・もれなくダブりなく分解する	・具体化レベルと抽象化レベルを往復して考える ・枝葉を切り捨てる ・アナロジー（類推）で考える

ではあまり使われませんが、「捨象」という言葉があります。抽は「選び出すこと」と捨は「捨てること」なので、一見これは正反対なことを言っているように思えますが、結果としては一致するのです。何かを選び出す、ということは、同時に何かを捨て去っているのです。

表8に、仮説思考、俯瞰思考、抽象化思考の特徴をまとめました。

④直線思考・平面思考・立体思考

組織分析だけに必要というわけではありませんが、「なぜ」「ほかに」「そもそも」という直線思考、平面思考、立体思考も重要な思考法です。

ⅰ）直線思考（図10）

深く掘り下げる直線思考は、原因分析を行う際に使います。論理的に、なぜなぜと掘り下げていくのです。なぜインシデントが減らないのだろう、なぜ今年は新人が育たないのだろう、なぜ退院支援ができないのだろうと、現場で起きている問題を「なぜ」「なぜ」と深く掘り下げます。強みや弱みを抽出したら、解決策を立案して部署目標につなげていきますが、「インシデントが多い」→「インシデントを減らす」などの、コインの裏返し的な目標ではいけないのです。インシデントが減らないのには理由があります。い

図 10 ● 直線思考（論理的思考）と平面思考

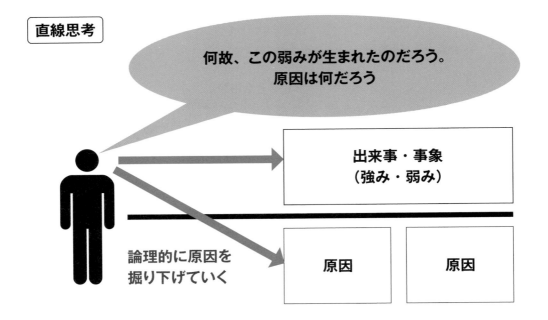

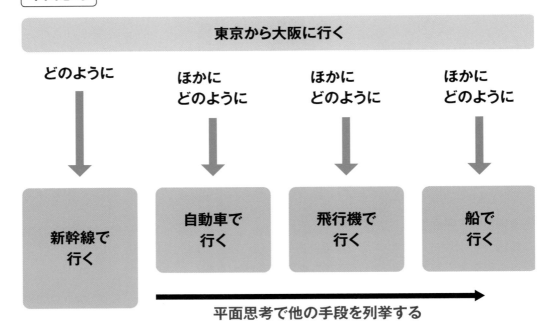

つものように教育しているのに新人が育たないのにも、原因があるはずです。常に、「なぜ」を心に持ち続けることが、真の原因をつきとめるスタートになることを心してください。

ⅱ）平面思考（図10）

平面思考は、別の打ち手を考える際に使います。対策を打っているにも関わらず、その打ち手の効果が十分でない場合、ほかの方法を考えるという思考法です。キーワードは「ほかに」となります。東京から大阪に移動することを考えてください。普通は東京駅から東海道新幹線に乗って、大阪に行くでしょう。しかし、なんらかの理由で東海道新幹線が使えないケースもあるはずです。他に何か手段はないかなと考えるのです。飛行機で、車でといろいろ考えられます。同じように「転倒転落対策で離床センサーつけているけど、なかなか転落が減らないな。ほかに何かよい方法ないかな」と考えるのが、平面思考です。少し俯瞰して出来事を捉えると、この平面思考がしやすくなります。

図11 ● 立体思考の例

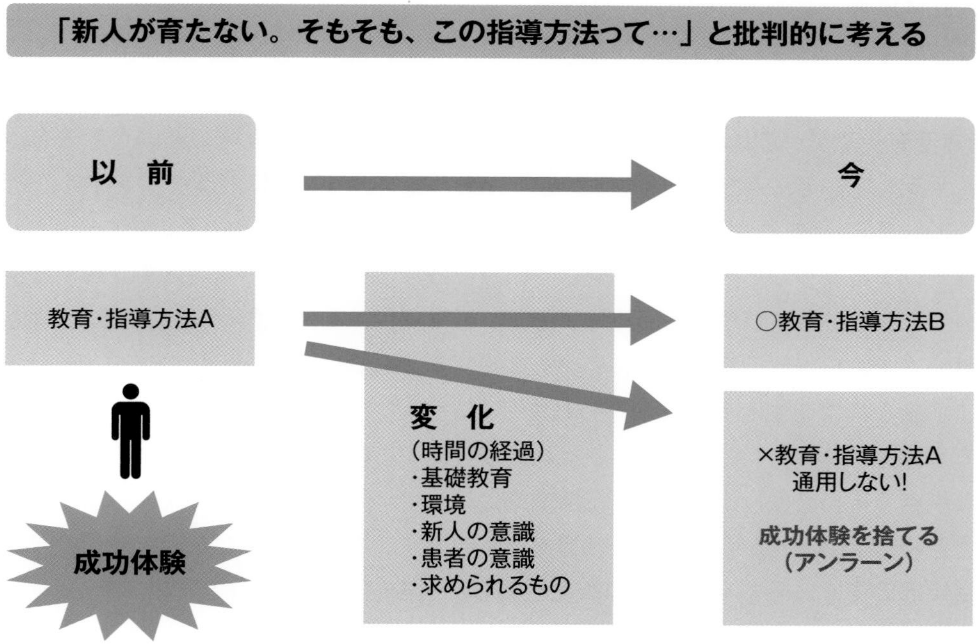

「新人が育たない。そもそも、この指導方法って…」と批判的に考える

以　前	→	今

教育・指導方法A　→　○教育・指導方法B

変　化
（時間の経過）
・基礎教育
・環境
・新人の意識
・患者の意識
・求められるもの

×教育・指導方法A
通用しない！

成功体験を捨てる
（アンラーン）

成功体験

表9 ● 直線思考・平面思考・立体思考

	直線思考	平面思考	立体思考
次元	1次元	2次元	3次元
疑似名称	縦（垂直）	縦／横（水平）	縦／横／高さ（水平）＋時間
構成思考	ロジカル	ラテラル	クリティカル
考え方	虫の目	鳥の目	魚の目
英字	ミクロ	マクロ	トレンド
特徴	論理的	創造的・革新的	批判的・懐疑的
一言表現	正しく考える	正しく発想する	正しく疑う
意味	順序立てて見る	高い視野から広く見る	流動する変化を見る
発想	なぜ?	ほかに	そもそも

iii）立体思考

　立体思考は、行きづまった時、これまでの手法を批判的に考える思考法です。ここでの批判は、悪い意味での批判ではなく、正しく疑うというイメージです。キーワードは、「そもそも」です。これがあたりまえ、昔からうちはこうやっている、という手法をいったん否定してみるのです。以前、「うちの病棟では朝いちばんに清潔ケアをすることになっている」と話す看護師長がいました。以前はそのやり方がよかったのでしょうけど、今はどうでしょうか？　時間が経過し、いろいろなことが変化しています。病棟業務もずいぶん新しい業務が増えているはずです。看護提供体制も変わり、補助者の人も増え、看護師に求められる役割も変化しているはずです。朝いちばんに清潔ケアをすることで、さまざまな弊害を生んでいるかもしれません。「時間も経っているし、そもそもそのやり方って正しいの？　効率的？」と批判的に吟味するのが、この立体思考です。このような視点で業務を振り返ると、ただ慣例的に行っていて、何のエビデンスもないことをずっと続けているというケースが結構あるものです。問題が発生した際に時代の流れに着目するのです。そして、成功体験を手放し、過去に学んだものを棄却（アンラーン）するなりして、リセットして、ゼロベースで考え直すのが立体思考です。

　図 **11** に、新人が育たないとき、立体思考で指導法を再考する例を挙げました。また、**表 9** に直線思考、平面思考、立体思考の特徴を整理しました。

☑ 組織分析ツールとしての SWOT 分析

　組織の現状分析には、分析に適したツールを使う必要があります。しかし、世の中には、さまざまな現状分析ツールがあります（第 5 章参照）。ただ、そのほとんどは一般企業対象に開発されたものであることも事実です。実際にいくつかの分析ツールを病院や看護部、それぞれの看護単位の分析に使ってみると、違和感を覚えることもあるのではないでしょうか。

　一般企業向けに使われている分析ツールの多くは自社（製品）の市場占有率、すなわち「マーケットシェア」を意識した仕様になっています。自動車産業やビール業界などの製造業、コンビニエンスストアなどの小売業など、日本の代表的産業は、競合他社に勝つために、常に競争に追われています。そのために、市場においての優位性の現状を確認する指標として、「マーケットシェア」を使うのです。例えば、アサヒビールとキリンビールがシェア争いをしているなどのニュースは、皆さんも耳にしているはずです。日本は資本主義社会であり、企業が利潤を追求するという前提では、あたりまえの考え方です。マーケットシェアを取るため、売り上げを上げるため、利益を稼ぐために、組織の現状分析をし、戦略を立てるのです。

　翻って、医療界はどうでしょうか？　「マーケットシェア」を取ることが、一般企業のように至上命題として語られているでしょうか？　決してそうではないはずです。ご存じのとおり、医療は極めて公共性の高い産業です。主な収入源は、国が価格を決める診療報酬です。これはいわば、公定価格です。そして、病院は医療法や健康保険法などの各種法律、都道府県が定める地域医療計画に則って事業が営まれます。各都道府県では、各二次医療圏における基準病床数の上限が決められているのです。仮に病院の開設者・経営者・院長であったとしても、都道府県の許可がなければ、病床を勝手に増やすことはできません。

　現在、日本は世界に例を見ない超高齢社会を迎え、「地域包括ケアシステム」に大きく舵を切っています。これも医療介護関係者にとっては、大きな環境変化といえます。その地域包括ケアシステムにおいて、医療機関はこれまで以上に、自施設の機能を明確にして、他医療機関と連携をしていかなければならなくなりました。超急性期、急性期、回復期など、自院、自法人は、どの病期を中心に医療を提供していくのか、あるいは、どの疾病・事業を中心的・専門的に診ていくのかなどを明らかにしなければいけません。地域にとって医療は、貴重な資源であり効率的な資源活用が求められます。うちの病院

はなんでもやります、何でもできますでは通用しない時代に突入したのです。そのうえで、病院は、自院とは別の機能を有する病院や在宅医療・介護事業者などの転院先と連携を行います。それは、医療圏において限られた医療資源を効率的に地域に分配するためでもあります。他の病院を押しのけて、自分の病院だけが大きくマーケットシェアを取ることが許される状況ではありませんし、実際できません。医療機関、介護事業者が、自施設の機能を明確にし、発信しながら、他施設の機能を理解したうえで連携をしていくのです。一般企業では、大きなマーケットシェアを持つガリバー的な企業が多くありますが、医療業ではそれができない構造になっているのです。

　このように、連携を求められている**医療機関の組織分析ツールには、そもそも「マーケットシェア」を考える必要がありません。**医療者にとって、一般企業向けの組織分析ツールを使って感じる違和感は、ここの部分が大きいはずです。そうなりますと、医療機関にあった組織分析ツールは限られてきます。その中のひとつが本書で扱う SWOT分析ということになります。SWOT 分析は、1920 年代からハーバードビジネススクールのビジネスポリシーコースの一部として開発されてきた、ハーバードポリシーモデルの一部です。組織の目標が明確である場合、SWOT 分析は戦略ツールとして有用です。

2 SWOT の要素を考える～内部環境・外部環境とは？

　SWOT 分析には、「マーケットシェア」の概念がない、と述べました。ここからは、SWOT 分析の 4 要素である、内部環境である強み（S：Strength）・弱み（W：Weakness）と外部環境である機会（O：Opportunity）・脅威（T：Threat）について、解説します。

表 10 ● 内部環境分析

①自組織の経営資源の強み・弱みは何か

自組織における経営資源を多面的に分析することにより、自組織の強みと弱みを整理する。

②経営資源からの課題は何か

保有する経営資源の強みと弱みの分析から、強化しなければならない課題を整理する。

☑ **内部環境分析**

　内部環境分析は、文字どおり自組織の内部環境を評価・分析することと言えます。組織を評価し、強みと弱みに分けて、抽出します（**表10**）。自組織をさまざまな切り口から客観的に評価していくのです。切り口の例として、人材、スキル、しくみ・システム・ルール、管理体制、連携体制などが挙げられます。

　経営資源という観点においては、病院の場合は人的資源管理が最も重要ですから、「人材」を第一に考えるのがよいでしょう。これらにおいて、他組織より「優れているか」、もしくは「劣っているか」を評価・分析していきます。他組織との比較であるため、相対評価でもよいのですが、ただなんとなくという感覚で評価したり、単なる主観や思い込みでの評価はNGとなります。**評価するには、基準やエビデンスが必要です。**すなわち与えられた組織分析シートの空欄に、根拠なく強みと弱みをあてはめて書き入れるだけでは意味がありません。他組織との比較ができていない場合は、なぜ強み・弱みと判断できるのかという理由・根拠が必要なのです（**図12**）。

　例えば「自部署は残業時間が多い」という弱みを抽出したとします。このままでは、感覚・主観にすぎません。なぜ「多い」と言えるのか、弱みなのかに客観性を持たせるためには、まずは、数字で表現するとよいでしょう。そこで、1人あたり月平均15時間というデータを得たとします。ここで相対評価を行います。例えば、「他部署と比較して多い」「看護部全部署の中でワースト第一位」という事実が明らかになれば、弱みとして挙げる十分な根拠を得ることができます。

図12 ● 内部環境分析〜強み（S）と弱み（W）

強みの分析	自組織が他より優れている要因は何か
弱みの分析	自組織が他より劣っている要因は何か

> 自組織を客観的に見て、人材、スキル、システム・しくみ・ルール、管理体制、連携体制などにおいて、他組織より「優れているか」、もしくは「劣っているか」を分析していく
>
> ※相対評価でよいが、感覚・主観による評価はNG

☑ 外部環境分析

　外部環境とは、分析する組織の外の環境のことを指します。自身が管理する病棟を分析しようとすれば、**部署の外のことはすべて外部環境**です。看護部の方針や病院の方向性に加え、地域の動向、看護協会の動き、社会の動向、国の法律・制度も含まれます（**表11**）。内部環境は「自分たちの努力で改善できるもの」ですが、自組織ではどうにもできないことが外部環境となります。そして外部環境の変化が自組織において、プラス（追い風）となるか、マイナス（向かい風）となるかで、機会と脅威に分類するのです（**図13**）。

　外部環境といってもその範囲は極めて広く考えられます。自院・看護部の動向という自分自身の身近な変化から、少子高齢化というような社会の大きな流れまで幅広くあります。このように影響度合いを間接・直接で分類すれば、マクロ環境とミクロ環境とに分けられます（**図13**）。

　外部環境は、常に社会の動向をウオッチしていないと捉えることができません。日ごろからさまざまなニュースや新聞・雑誌等で、直接的に看護に関わるものに限らず、最新情報を得ておく必要があります。

表11 ● 外部環境分析

①自組織を取り巻く外部環境の変化を読む

　自組織の環境から派生する管理者の役割の変化を整理するために、自組織を取り巻く外部環境変化の状況をいろいろな側面で整理する。

②経営への影響は何か

　環境変化について、その変化は脅威となりうるのか、機会となりうるのか、に分類して整理する。これにより、変化を客観的に捉えて脅威に目を向けるばかりでなく、機会に目を向ける思考を高める。

③戦略課題は何か

　整理した環境状況と影響の方向から課題化を行う。また、緊急度・重要度を勘案して課題に優先順位をつけ、そこから、重点志向を促進する。

図13 ● 外部環境分析～機会（O）と脅威（T）

機会	自組織にとってチャンスとなる環境
脅威	自組織に悪影響を与える環境

マクロ環境	自組織業績に間接的に影響を与える外部環境
ミクロ環境	自組織業績に直接的に影響を与える外部環境

自組織を取り巻く外部環境分析とは・・・

<u>自組織では<u>コントロールできない</u>「制度、動向、患者、他病院などの種々の要因」について現状の姿と変化を捉える</u>

3 SWOT 分析の準備と基本手順法

ここで、SWOT 分析とはどのような分析か改めて見ていきましょう。

戦略目標を立案する際に使用する現状分析手法であることは言うまでもありません。SWOT 分析とは、「目標を達成するために意思決定を必要としている組織における、さまざまな要素を、強み、弱み、機会、脅威にわけて評価し、マトリックス図にすることで、問題点が整理され、解決策を見つけやすくする手法」のことを言います（図 14）。では、実際にはどのような準備が必要なのか、どのように進めていけばよいのかを順に解説していきます。

☑ 準備

①ビジョン・ミッションの確認

まず、何のために SWOT 分析をするのかを確認しましょう。管理者にとって、組織を管理していく上で最も重要なものは「ビジョン」です。

ビジョンとは「近未来像」のことで、3〜5年後の「あるべき像」「なりたい姿」「目指しているもの」「やりたいこと」などのことを言います。皆さん自身が、今の部署の管理者になった際に、期待と不安の中で、「（○年後は）こんな看護を提供できる部署に

図 14 ● SWOT 分析とは

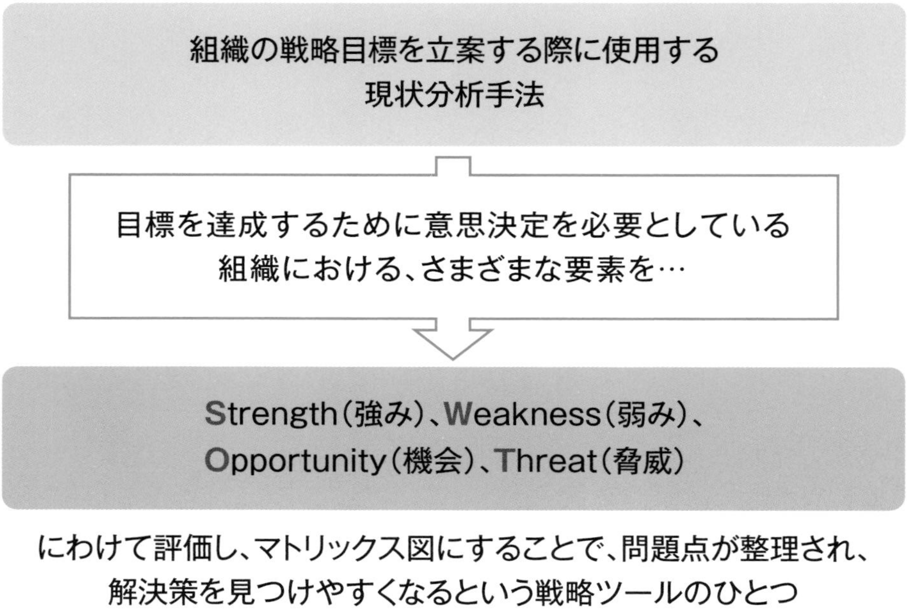

組織の戦略目標を立案する際に使用する
現状分析手法

目標を達成するために意思決定を必要としている
組織における、さまざまな要素を…

Strength（強み）、Weakness（弱み）、
Opportunity（機会）、Threat（脅威）

にわけて評価し、マトリックス図にすることで、問題点が整理され、
解決策を見つけやすくなるという戦略ツールのひとつ

したい」と思ったのではないでしょうか。それが、まさに組織ビジョンといえます（**図15**）。たまたま管理者になった、当該部署を担当することになったとしても、看護管理者としての夢や未来構想図を作る必要性は変わりません。皆さん自身が、「部署をこういうふうにしたい」という理想の組織を、与えられた部署で実現するのみです。もちろん、「なりたい姿」ばかりを望んでもいけません。地域・病院・看護部から部署に「求められること」もあるはずです。内容にもよりますが、これはいわば「使命、ミッション」として捉えてもよいでしょう。さらにいえば、管理者としての皆さんが「できること」もあります。これらのことを勘案して、皆さんが部署異動時、師長昇格時に自部署のビジョンを明確にすることは、SWOT分析以前に重要なことです。逆に言えば、**ビジョンもないのにSWOT分析をすることはナンセンス**です。ただ、上から言われてやっているという形になってしまいますから、注意が必要です。

②データの確認

　内部環境の強み・弱みを抽出するには、何をもって強みとするか、弱みとするかが言えなければなりません。そのためには評価が必須です。相対評価・絶対評価を問わず、評価をするには、比較対照するもの、すなわち基準が必要です。

　SWOT分析では、たとえば、人的資源を切り口とした「病棟の3年目以下のスタッフ数が全スタッフの50％を占める」という内容の「弱み」の記述をよくみかけます。これは、「経験年数が3年目以下のスタッフが多い部署は、他と比べて看護の質が低い」という前提から導かれています。本来は、論理性の観点からこの前提自体の検証も必要になります。仮にこの前提が正しいとしても、この記述だけでは「3年目以下のスタッフの数が50％」という状態が他部署と比べて多いのか少ないのか誰もわかりません。

図15 ● ビジョンとは

> 「近未来像」のことで、3〜5年後の「あるべき像」「なりたい姿」
> 「目指しているもの」「やりたいこと」などのこと

病棟師長としてのビジョンとは「病棟のあるべき像」
・こんな病棟にしたい、
・こんな看護を提供したい、
・こんなスタッフを育てたい
などの「夢」「理想の組織像」「未来構想図」

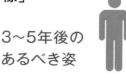

3〜5年後の
あるべき姿

他部署はどうなのか、全病棟の平均はどうなのかなどの比較対象となるデータがあってこそ、はじめて弱みに入れられるのです。そうなってくると、自部署だけのデータではなく、看護部全体のデータも手に入れなければなりません。ほかの病棟もすべて50％前後であれば、弱みとはいえません。客観性のない「主観にすぎない分析」ということになります。データがないとしても、スタッフに関わる他部署のデータを自分たちは持っていなくても看護部は持っているはずです。ほかのデータも同様です。残業時間、有休取得日数、患者満足度、職員満足度、IC同席率、平均在院日数、インシデント数などの内部環境を取り上げようとする場合は、事前に看護部に問い合わせて、自部署の位置、レベルを確認しておく必要があります。その段階で、弱みと思っていたがそうではなかった、単なる主観・思い込みであったことに気づくことも多いでしょう。

　データを比較するとなると、ある程度、指標も意識しておかないといけません。自院に限らず、他院とも**ベンチマークできそうな指標は、部署の管理者として常に意識をしておく必要があります**。

　もちろん、評価対象が看護の質にかかわる項目の場合は、すべてがデータ化できるものばかりとは限りません。その場合は代替指標（代替指標については、第3章で解説します）でも構いません。また、マニュアルや基準・手順など、自部署にはないけど他部署にはあるという「ある・ない」で評価できるものもあるでしょう。弱みにおいては、「ないもの」を抽出することも、実は重要な要素になります。ただ、「ないもの」は見つけにくいこともあり、しっかりと分析することが必要です。

☑ 基本手順

　この項では、SWOT分析をどのようにして行っていくのか、基本手順について、見ていきます。

　まず、S・W・O・Tをどの順序で検討していくのか、考えたことはあるでしょうか？先頭のS、内部環境から始める方が多いかもしれませんが、実は、外部環境から先に検討したほうが、SWOT分析は効率的に進められます。

　その理由のひとつとして、外部環境は多くの管理者に共通するということが挙げられます。特に同じ病院の病棟看護師長であれば、ほぼ同じような機会と脅威が抽出されるはずです。であれば、1人ひとりが頭をひねって考え出すよりも、師長会などで集まって一緒に討議したほうが、効率的、かつ質の高い抽出ができます。病院や看護部の方針、看護協会の動向、地域の動向、社会の動向は、師長であればどの部署であっても、同じ項目があがってきます。また、その情報も比較的取得しやすいはずです。できれば看護部全体での取り組みとし、看護部や病院で管理しているデータ、共通の指標を準備して

表 12 ● SWOT 分析シート

病院　　部署：SWOT-CROSS 分析		機会 (追い風・チャンスとなるもの)	脅威 (向い風となるもの)
作成日：作成者：		①	②
強み	③	積極的攻勢 (取り組める機会の創出) ⑥	差別化戦略 (脅威を回避、事業機会の創出) ⑦
弱み	④	弱点克服・転換 (弱点を克服して強みをに転換し機会を逃さない) ⑤	撤退 (最悪を招かない対策) ⑧

図 16 ● SWOT 分析手法の基本手順とプロセス

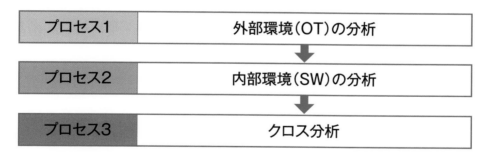

① プロセス1は、自組織の成果・業績 (アウトカム) に影響を与える外部環境の分析を行う

② プロセス2は、自組織の内部環境の分析を行う

③ プロセス3は、ステップ1, 2の結果に基づいてクロス分析を行う

表 13 ● SWOT 分析からの目標設定実施手順

1. 外部環境の抽出・分析（OT：機会・脅威）
2. 内部環境の抽出・分析（SW：強み・弱み）
3. クロス分析
   ・どの内部環境とどの外部環境をクロスさせたのかを
    明示する
4. 改めて全体を俯瞰する
5. 課題設定・戦略策定
6. 目標設定

おくとよいでしょう。

プロセス①外部環境分析

　SWOT 分析シート（**表 12**）を広げ、まず初めに取りかかるのは外部環境分析である機会（O）と脅威（T）の分析です（**図 15、表 13**）。時代がどのように動いているのか、社会や医療界のトレンドを読むのです。世の中の流れに取り残されないようにということもあれば、今こそ改革を実施すべきタイミングであるというケースもあるでしょう。いずれにせよ、マネジメントにおいては、時代の流れは無視できません。自分さえよければよいとか、我関せずの姿勢では管理者は務まりません。

　外部環境では、「地域包括ケアシステムでより連携が求められている」「退院支援の重要性が高まっている」など、**より具体的な、ミクロ環境を中心に取り上げることが大切**です。

　国が労働者に、医療者に何を求めているのかを新しく制定、施行された法律や制度から読み取ることも重要です。外部環境は幅広く、挙げ出せばキリがないほど出てきます。ただ、ここで**重要なのは何のために SWOT 分析を行うのか、というそもそも論**です。部署目標設定のために、外部環境と内部環境をクロスさせていくわけですから、機会を捉えて、外部環境の変化を自組織の強みの進展、弱みの転換に活用できないか、クロスできないかを常に念頭に置いて、抽出していくとよいでしょう。例えば、残業時間が多い、有休取得日数が少ないということは、詳細な数字を出すまでもなくわかっていた場合、関連する外部環境として労働分野の動き、例えば「働き方改革」「ヘルシーワークプレイス」という国や看護協会の動向を外部環境として捉えて抽出していきます。これだけでも、SWOT 分析の手間はずいぶんと減り、大幅な時間短縮が図れます。これは、ある意味、仮説を立てることと同じです（**図 17**）。機会と脅威、それぞれ抽出する数はおおむね 10 個以内が適当です。しかし、外部環境の抽出に関しては、看護管理者は

図 17 ● 仮説を立てながら事実を探す

特に、外部環境については、何も考えないで事実を探すよりも、自部門が「**チャンスになる事実**」、「**ピンチになる事実**」を意識しながら探すと効率がよい
⇒<u>ミクロ環境を中心に考える</u>

不要な情報を意図的に落としながら探すと効率的
→**機会と脅威は、それぞれ10個程度に抑える**

> 「外部環境がこう変わりそうだから、うちの組織ではこういうことをすればいいのではないか?」という仮説を立ててみる

あまり得意ではないようで、一人で行うと 10 個あげるのも難しいというケースをよく見受けます。そういう意味でも、師長で集まって、全員で抽出するやり方が推奨されます。

プロセス②内部環境分析

外部環境の分析が終われば、次いで、内部環境分析に移ります（図 16、表 13）。組織の強み（表 12 ③）と弱み（表 12 ④）をさまざまな切り口で見て、抽出していきます。弱みは目につくものですから、思いのほか多く出てきます。20 個くらいは簡単に出てくるでしょう。それに比べて、先述のように強みはそこまで簡単には出てきません。これは、自部署の強みを客観視できていないことによるものです。内部環境は、前述した準備段階でのデータの確認である程度、抽出が可能です。ここで気をつけることは、単なる情報収集に終わらせないことです。特に弱みは、そのまま部署の問題であることも多いと思います。弱みの原因も、仮説でもよいので自責思考で考えておくとよいでしょう（表 14）。原因を掘り下げたり、ほかの原因を考える際は、ロジックツリーを作ってみることが有効です（図 18）。ロジックツリーでは、直線思考と平面思考を使います。

プロセス③クロス分析

SWOT 分析の特徴は、このクロス分析にあります。外部環境を捉えたうえでの強みの伸長、弱みの転換を行っていきます。外部環境は機会と脅威の２つ、内部環境は強みと弱みの２つですから、それぞれを掛け合わせると２×２の４つのクロス（表 12 ⑤⑥⑦⑧）ができます（表 15）。

戦略という観点からいえば、「**強み×機会**」は**最優先**されるべきです（表 15）。機会を捉えて、組織の強みをさらに伸ばしていくことで、さらに大きな成果が望めるからです。「弱み×機会」「強み×脅威」を優先すると、組織の機会を感知する力、環境の変化に応じて戦略策定が可能となります。**戦略として考えやすいのは、「弱み×機会」**です。

表 14 ● 弱みの問題分析

原因が明確にならない問題や、複雑に原因が絡んだ問題、簡単に解決できない原因のある問題については、問題分析を行う

↓

関係するさまざまな要素を見つけ出し、問題を整理体系化していく。この分析方法にロジックツリーを利用します。**ロジックツリーでは縦の要因（原因のさらなる原因）と横の要因（区分の異なる原因）を組み合わせて図解化していく。**

図 18 ● 仮説を立てながら問題をロジックツリー（WHY）ツリーでさらに掘り下げる（例）

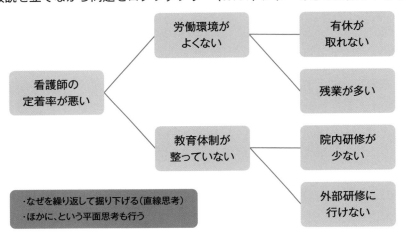

組織の課題を、機会を捉えて転換することが狙えるためです。**「弱み×脅威」については、最悪の事態を回避することを最優先**に考えます。例えばもともとスタッフが少ない職場で、急遽、新型コロナウイルス感染症に対応しなければならない事態となった際には、「最低限の安全」だけは守るという戦略をとるはずです。安全だけは死守して、最悪の事態を回避するのです。

　内部環境は、「過去から現在」の状態を表しています。もちろん、今現在の弱みであるわけですから、弱みから直接、部署目標を設定しても構いません。しかし、先述のように環境は常に変化するものです。**内部環境と外部環境の分析結果をクロスさせることによって、「これまでの課題からの目標」から、環境変化を捉え「時代に即したこれからの目標」に変えることができる**のです。トレンドを考えた時間の観点が入りますから、目標により戦略性を取り入れることが可能であり、組織の方向性が明確になっていくの

表 15 ● クロス分析

		外部環境	
		Opportunity （機会）	Threat （脅威）
内部環境	Strength （強み）	積極的攻勢	差別化
	Weakness （弱み）	弱点克服・転換	最悪回避・撤退

です。

　例を挙げれば、働き方改革で法律が変わり、労働者には有給休暇の年間 10 日取得が義務付けられました。これは外部環境の変化であり、機会と捉えられます。それまで、有給休暇をなかなか取得させられない弱み（内部環境）を持っていた部署においては、弱みを転換できる大きなチャンス到来です。そのような意味でも、内部環境と外部環境のクロス分析は重要なのです。

プロセス④改めて全体を俯瞰する～⑤課題設定・戦略策定⑥目標設定

　クロス分析を行ったあとは、改めて全体を俯瞰します。そのうえで何をやるべきか、課題を整理して設定します（**表 13**）。加えて、目標を立てていく上での緊急性、重要性を確認します。優先順位がつけられるのであれば、つけていきます。これも感覚ではなく、エビデンスを明らかにしたうえで行います。課題が多くあれば、分類してテーマとして扱います。そのうえで、戦略を策定、目標設定につなげていきます（**表 13**）。

4 SWOT 分析は何のために・どんなタイミングで行うか

☑ **SWOT 分析の目的**

　さて、SWOT 分析の方法について述べたところで、そもそも何のために、そしてどんなタイミングで SWOT 分析を行うのかについて整理します。まず、SWOT 分析の位置づけを確認しておきます。はじめに組織ミッションを明確化したのち、組織の現状を分析すべく、SWOT 分析を行います。そこで組織課題を抽出し、部署目標を設定します（**図 19**）。

　このように、**SWOT 分析を行う主な目的は部署目標の設定**にあります。SWOT 分析を行った後の工程が、部署目標設定、実行となります。ここは PDCA サイクルで回します。もちろん、その前に部署に求められる使命がありますから、使命を理解し、組織分析を行い課題を設定し、戦略をたてて、目標設定、達成にむけて行動を展開していきます（**図 20**）。

図 19 ● SWOT 分析と目標設定

① 組織使命（ミッション）の明確化

病院経営計画

自分の組織の果たすべき使命・役割を明らかにする

② 組織の現状分析SWOT分析

外部環境

現在の状況がこのまま続いたら自組織にとってメリット、ビジネスチャンス、追い風になる事柄　**機会**

現在の状況がこのまま続いたら自組織にとってデメリット、リスク、逆風になる事柄　**脅威**

- ■政治経済動向、技術動向、国際情勢
- ■業界動向、地域の動向、患者ニーズ、連携先
- ■上位方針、他部門との利害協力関係、介護事業者

内部環境

強み　機会を活かしきる能力あるいは脅威を克服する能力があると考えられる事柄

弱み　機会を活かしきる能力あるいは脅威を克服する能力がないと考えられる事柄

水準および他部署と比較して水準が低いと考えられる事柄

- ■組織内部のノウハウ
- ■組織内の経営資源
- ■スタッフの能力

③ 組織課題の抽出と目標の設定クロスSWOT分析

課題抽出

- ■組織の使命または上位方針を実現するための課題は何か
- ■機会を活かすための課題は何か　■強みを活かしきるための課題は何か
- ■脅威を避けるための課題は何か　■弱みを克服するための課題は何か
- ■脅威を機会に変えるための課題は何か

目標設定

- ■業績に関する目標　■業務改善あるいは業務の効率的執行に関する目標
- ■重点施策　■その他

図 20 ● 組織分析と戦略策定・展開

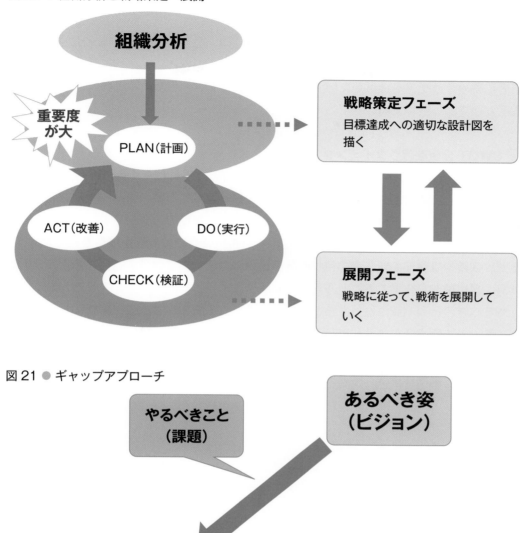

図 21 ● ギャップアプローチ

　管理者の役割は、組織の成果をあげること、人を育てることです。成果をあげるには、目標を掲げて活動することが求められます。その目標をどうやって設定するのかと考えていくとよいでしょう。そのためには、現状とあるべき姿（ビジョン）とのギャップを明確にしなければなりません。いわゆるギャップアプローチです（**図 21**）。

　ギャップを明確にするには、現状を明らかにする必要があります。こうして、ビジョンと現状が明確になったうえで、ギャップ、すなわちやるべきことから課題を設定し、目標を立案していくわけです。

　人材育成も同様の考え方をします。管理者が、「うちの部署ではこんな看護師を育てて、

患者に寄り添うケアを提供したい」と考えたとします。そのために現状のスキルはどの程度かと評価・分析するのです。

☑ SWOT 分析を行うタイミング

SWOT 分析を行うタイミングとしては年度の初め、すなわち4月に行われることが多いでしょう。4月であれば、前年度一年間を振り返って組織の強み・弱みを抽出できます。また、4月1日付けの人事異動を確認して、当年度のスタッフすなわち、人的資源の評価・分析が可能になります。また、4月1日時点での外部環境も整理できます。ただ、病院や看護部の新年度の目標も外部環境に含まれますので、機会と脅威の分析は4月1日以前から作業することが可能でしょう。

やるべきことが明確になったら、今度は戦略を立てます。ここで、実務における戦略のイメージを**図22**のように整理します。戦略とは、現在地を確認したうえで、あるべき姿に行きつく手立てです。ビジョンと戦略はセットで考えます。**ビジョン（あるべき姿）は目的、戦略は手段**と考えることができます。

図22 ● 実務における戦略のイメージ

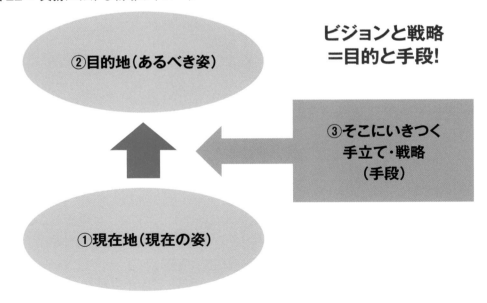

5 SWOT分析が役立つ場面、効果を発揮しない場面

☑さまざまなマネジメントで役立つSWOT分析

SWOT分析は、目標設定のみならずさまざまな管理場面で役立ちます。PDCAサイクルにおいても、P（計画）のところで活用できます。BSC（バランストスコアカード）についても、目標管理同様、戦略立案、実行、評価につなげることが可能です。現状分析は、目標や戦略を立てる際には必ず実施するものです。組織分析はいわば、部署を客観視することにつながります。自部署を客観視できなければ、質の高いマネジメントはできません。

戦略マネジメントとは、組織の長期にわたる業績を決定するもろもろの経営上の決断と行動のことです。また、戦略マネジメントプロセスは、戦略計画、実行、評価を包含する6つのステップにより構成されます。このように内部環境と外部環境の分析は、PDCAのPの質を高めるために必須のプロセスなのです。看護の質を評価する場合にも、SWOT分析の「強み」「弱み」の分析が有効です。

☑変化が激しい状況ではSWOT分析の必要性がなくなる

あまりに環境の変化が激しすぎる場合は、先が見えない状況であると考えられます。その場合、SWOT分析そのものが必要なくなります。目標管理で重要なのは目標設定です。PDCAサイクルで言えば、目標設定はP（計画）にあたりますが、急激で大きな変化がある場合は、PDCAサイクル自体が機能しないのです（**図23**）。

新型コロナウイルスの感染が拡大し、先が見通せないなど新たな実施計画が立てられない状況においては、分析どころではありません。そのような場合は、PDCAサイクルではなく、OODA（ウーダ）ループ（**図24**）を活用するとよいでしょう。変化が激しく、当初計画した通りに実施してもうまくいかない場合、改めて計画を練ってPDCAを考えようとすると、時間がかかってしまい、結局、計画すら立てられなくなってしまいます。

OODAは、米国空軍パイロットのジョン・ボイドが提唱した思考法、意思決定理論です。空軍パイロットは、分析したり計画に則って相手を攻撃するのではなく、相手の出方や周りの環境、相手と自分のスキル、現在の状況によって、攻撃方法や回避方法などを変えないといけません。ジョン・ボイドはパイロットとしての経験から、Observe（観察）、Orient（方向づけ）、Decide（決定）、Act（行動）の4ステップからなるOODAループ理論を確立し、退役後は、戦争だけではなく、ビジネスにもそのループを活用することを提唱しました。計画を作成できる場合はPDCAサイクルに

図 23 ● 大きな変化があると PDCA サイクルは機能しない

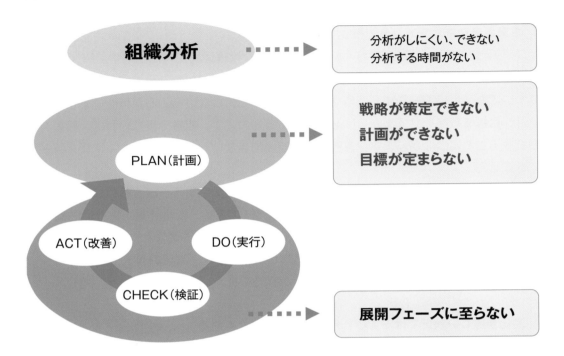

図 24 ● OODA ループ

現場での目標を達成するための要素を
4つの段階に分けて成功に導く方法を示したもの

Observe（観察）：とにかくよく相手を観察する
Orient（方向づけ）：過去の経験や知識を総動員して、何をすべき
　　　　　　　　　　か状況判断をする
Decide（決定）：決定する
Act（実行）：実行する

ジョン・ボイドのOODAの特徴

(1)事前の計画より、事後的な臨機応変に重点を置いている

(2)始まりを相手の観察においている

(3)トップダウンではなく、現場に中心をおいている

図25 ● OODA（ウーダ）ループ

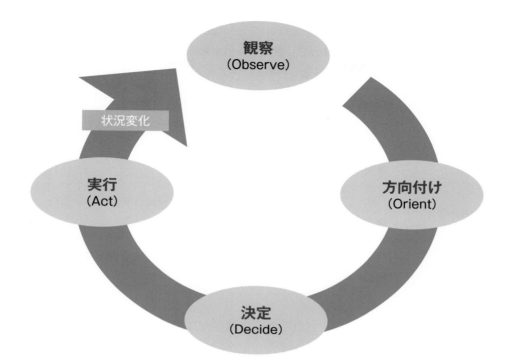

て進めます。しかし、計画が開始された後に急激に環境が変化し、あらためて分析や計画する時間がない場合は、現場での実行が重視されます。その場合は、OODAループにて進めていくという方策が適していると考えられます。OODAループは、**図25**のとおり次の4ステップで進めます。

　Observe（観察）：とにかくよく相手を観察する

　Orient（方向づけ）：過去の経験や知識を総動員して、何をすべきか状況判断をする

　Decide（決定）：意思決定する

　Act（実行）：実行する

　もちろん、実行後に何らかの状況変化が起きる可能性もあります。その場合は、また観察に戻り循環させていくのです。サイクルではなくループとしているのは、循環させていくことを意識しているからです（**図25**）。例えば、新型コロナ患者の急激な増加で、病棟再編がしょっちゅう行われたというような場合はSWOT分析は機能しないため、観察から始め、OODAで考えるのが適しています。

6 クロス分析は必ずセットで行う

　SWOT分析は、組織を強み・弱み・機会・脅威の4つの側面から分析していくため、それだけでもいくつかの目標設定は可能です。私も多くの病院でSWOT分析を拝見させていただきましたが、「十字を切る（強み・弱み・機会・脅威の4つに切り分ける）」

表 16 ● クロス分析の 4 つのゾーン

組み合わせ	検討するポイント
強み×機会	「強み」によって「機会」を最大限に活用するために取り組むべきことは何か？ ●機会の利用
強み×脅威	「強み」によって「脅威」による悪影響を回避するために取り組むべきことは何か？ ●強みの強化 弱み×機会「弱み」によって「機会」を逃さないために取り組むべきことは何か？ ●強みに変えたい弱み
弱み×機会	「弱み」によって機会を逃さないために取り組むべきことは何か？ ●強みに変えたい弱み
弱み×脅威	「弱み」と「脅威」により最悪の結果となることを回避するために取り組むべきことは何か？ ●脅威への対応

という意識で SWOT 分析を理解されている病院が少なからずありました。そのほとんどは、他院に先がけて SWOT 分析を導入した病院で、ずっとその形態で続けていることが多いのです。

　SWOT ＝十字を切ること、もちろん、それはそれで間違いではないのですが、それだけでは、どうしても弱みに目が行き、機会と脅威、強みからの目標設定がしにくい状況となります。せっかく外部環境の変化を抽出しても、その変化を取り入れにくくなります。結果、弱みだけからの目標設定となりがちですから、SWOT をやる意義が薄れてしまいます。**クロスをさせないと、時代の流れを捉えられないばかりか、戦略性が失われてしまうのです。**

　一般的には、外部環境の変化は内部環境に影響します。例えば、国が地域包括ケアシステムを推進しているから、院内で退院支援・地域連携を行うのです。診療報酬改定があるから、加算をとるために院内の体制を変えるのです。このように、院内は常に院外の影響を受けるわけです。SWOT 分析は、こうした考え方のもとで設計されています。内部環境と外部環境が決して並列ではないことをまず、理解してください。前項で解説した分析手順についても、外部環境から行う意味はここにあります。

7 クロス分析の 4 つのゾーンの意味 「強み×機会」「強み×脅威」「弱み×機会」「弱み×脅威」

　クロス分析においては、**表 16** のように 4 つのゾーンがあります。これらは、戦略であり、経営課題を意味します。分析しながらどのような戦略が取れるのかを考えていきます。

☑強み×機会

自部署の「強み」を「機会」として捉えることで、最大限に活用するために取り組むべきことは何か？ を考えます。これは機会の活用戦略であり、積極的に攻勢をかけていく戦略です。時期を見ながら、いまこそ自部署の強みを発揮できる機会であると判断していくのです。

☑強み×脅威

「強み」によって「脅威」となる外部環境による悪影響を回避するために取り組むべきことは何かを考えていきます。これは、一般的には差別化戦略と考えてよいでしょう。

☑弱み×機会

「弱み」を「機会」を捉えて転換するために取り組むべきことは何かを考えます。強みに変えたい弱みについて取り上げます。長年の弱点だったものを、環境変化を捉えて克服していく戦略です。

☑弱み×脅威

最悪を回避しようとする戦略となります。もともと弱みだったものを抱えながら脅威となる環境に立ち向かうわけですから、大幅に考え方を変える必要があります。改善を超え、改革レベルの戦略が必要となります。場合によっては、撤退も視野に入れます。

＊

弱み×機会の例をケースで考えてみましょう。

X病院看護部は、今年度からPNS（パートナーシップ・ナーシング・システム）を導入することとしました。Y看護師長は、自身が管理するA病棟の弱みを書き出しました。

1. 時間外勤務が多い（全部署中ワースト3位）
2. 退院時患者アンケートの満足度が3.6と低い（全部署中ワースト4位）
3. 学生実習アンケート結果が低い　総合点：3.2（全部署中最下位）

また、Y師長は、PNS導入による変化を機会として捉え、次の3つを抽出しました。

a. 2人でケアを行う
b. 勤務体制が変更となる
c. 臨床指導体制が見直される

そのうえで、弱みと機会をクロスさせて課題を設定し、そこから病棟目標を設定しました（表17）。

いかがでしょうか？　部署の弱みを、PNS導入という機会を捉えてクロスさせ、弱点を克服しようという師長の意図がよくわかるケースだと思います。

表17 ● クロス分析（弱み×機会）

	外部環境
【病棟目標】 1. 時間外勤務を減らし、職務満足度を上げる 2. 看護提供体制の充実を図ることで、看護の質を高め、患者満足度を昨年度より向上させる 3. 実習環境を整え、学生が充実した実習を展開でき、学生の満足度を昨年度より向上させる	**機会** a 2人でケアを行う b 勤務体制が変更となる c 臨床指導体制が見直される
弱み	**弱点克服・転換**
内部環境 1. 時間外勤務が多い（全部署中ワースト3位） 2. 退院時患者アンケートの満足度が3.6と低い（全部署中ワースト4位） 3. 学生実習アンケート結果3.2と低い（全部署中最下位）	テーマ：「職員満足・患者満足・学生満足」 ・勤務体制の変更と 業務改善により、時間外勤務を縮減する 《1&b》 ・看護提供体制の充実を図ることで看護の質があがり、患者満足度が向上する 《2&a》 ・学生対応の改善を図り、実習目標を達成出来るように指導する 《3&c》

8 クロス分析からの課題設定、戦略立案、目標設定

　4つのクロス分析が終わりましたら、出された課題を整理して戦略を立案し、部署目標を設定することになります。ここで、「問題」と「課題」の違いについて確認しておきましょう。**弱みは、多くの場合は部署の「問題」となります。**そこで現状とあるべき姿（ビジョン）とのギャップが生まれます。**「課題」は、そのギャップを埋めるために行うべきこと**です。問題を解決するために課題を設定するのです。クロス分析で出てきたものは「課題」と言えます。**問題は発見するもの、課題は考えて設定するものなのです。**

　課題が設定されたら、そこから組織目標を立案します（**図26**）。目標管理で一番重要なのは、いわずもがな、目標設定です。その目標設定をするためにSWOT分析を実施するのです。

　目標設定の基本的な考え方は次のとおりです。①上位組織目標からのブレイクダウン、②現場での改善を要するものや解決しなければならない問題や課題から設定、③日常業務活動の中で今後の予測から特に重点化して進める必要のあるもの、④組織長のビジョン（あるべき姿）から設定。目標設定について解説を行うと本が一冊分となってしまいます。詳細は、拙著『看護管理者のための超実践目標管理　考え方・立て方・指導の仕方』（メディカ出版）をご参照ください。

図26 ● 組織課題の抽出設定と目標立案

課題抽出・設定
■組織の使命または上位方針を実現するための課題は何か
■機会を活かすための課題は何か
■脅威を避けるための課題は何か
■脅威を機会に変えるための課題は何か
■強みを活かしきるための課題は何か
■弱みを克服するための課題は何か

目標立案
■組織業績に関する目標
■重点施策
■業務改善あるいは業務の効率的執行に関する目標
■その他

COLUMN
SWOT 分析　匿名お悩み座談会①

　　苦手感をもつ人も多い SWOT 分析。看護師長、教育担当をされていた方々に集まっていただき、特にどのあたりでつまずくのかなど、SWOT 分析にまつわる悩みを率直に語ってもらいました。それぞれの悩みには、解決するヒントとなる内容を扱った頁を示しているので、同じ悩みをもっている場合はぜひ参考にしてください。

座談会参加者	A さん：中堅看護師長	C さん：ベテラン看護師長
	B さん：中堅看護師長	D さん：大学教員（元研修担当）

☑ SWOT 分析のここが苦手、ここができない

河　野：まず、みなさんがどのような場面で SWOT 分析を行うことが多いか、また、どのあたりに困っているか教えてください。

A さん：主に目標管理を行う際に、自部署の分析のために使っています。毎年作成していますが、正直なところ自信がありません（苦笑）。SWOT 分析、クロス SWOT 分析を行ってから自部署の目標を立てるわけですが、はたして自分の考えるあるべき姿が反映されているのか不安があります。地域のなかでの自部署の役割を踏まえ、スタッフそれぞれに自分の目標を考えて欲しいので、SWOT 分析の結果を共有していますが、理解されているのか、ただの独りよがりなものになっていないかも心配なところです。

B さん：私の病院では、年度のはじめに病院、看護部、そして病棟の BSC を作成します。BSC の作成にあたり現状分析をするために SWOT 分析を活用しています。病院の BSC は上層部が作りますが、看護部の BSC は師長会議で看護部の SWOT を行って考えます。自部署の現状は把握していても、看護部と枠が大きくなると大きな視点で強み、弱みなどを出していく必要があったり、機会、脅威なども外の世界を見ながら出していかなくてはならないというところに難しさを感じます。自部署の SWOT 分析は、自分たちの強み、弱みはどんなところなんだろうねとスタッフに話し合ってもらって列挙してもらい、主任と私で整理しています。自分たちの現状を、病棟というスケールで客観的に振り返る機会とはなっていますが、やはり、スケールが変わると視点も変えなくてはならないので、スタッフもそこに難しさを感じているようです。

Ｃさん：SWOT 分析は、自部署の目標管理のために活用しています。データが可視化されるので、気がつかなかった点や課題が見えてきます。そこから自分なりに分析して目標を導き出します。データからどう目標を導き出したかをスタッフに説明するツールとしても使いやすいと感じています。教育の一環として、主任と一緒に分析していますが、どうやったらいいかわからないという人も多く、教えるのに難しさを感じています。

Ｄさん：現在は、臨床から教育に活動の場を移していますが、臨床時代は、病院の方針として SWOT 分析があったため、師長として自分の病棟をどういう病棟にしたいのか、患者の特徴を捉えた上であるべき病棟の姿と管理方針を立案する、そのためにまずは現状をデータで把握しようと SWOT 分析を行っていました。SWOT 分析自体は普及した感がありますが、現場は"なんちゃって SWOT 分析"が多く、データをどう捉えるか、データを情報にしていくプロセスがしっかり行われていないので、データや情報のあり方をきちんと整理したうえで SWOT のフォーマットに載せることが課題だと感じています。指導する場面では、Ｓ・Ｗ・Ｏ・Ｔ、それぞれの箱になにを納めるのか、なにを強みとするのか弱みとするのか、機会と脅威をどう捉えるのかと、そのあたりが曖昧な理解のまま行われているように思います。

河　野：お話を伺うと目標管理に使うケースが多いようですね。視点という言葉が登場しましたが、病院のなかにいると外からの視点で、機会や脅威などは捉えにくいものです。このあたりがまずは課題となっているようですね。

☑ 看護管理者も十分な教育を受けていない

河　野：不安、独りよがりという言葉も聞かれましたが、みなさん SWOT 分析についてはどのように学ばれたのでしょうか？

Ｂさん：認定看護管理者教育課程のファーストで学びました。病院では、主任時代に院内研修で一度学んだことがあるだけですね。自部署の主任が SWOT の院内研修を受けたと聞いたので、どんな場面で使うかわかるかなど聞いてみましたが、あいまいな理解にとどまっているようでした。座学だけでなく、自分でやってみないとわからないという感想を話してくれました。

Ａさん：私は院内で学んだ記憶はないですね。師長になって受講したファースト、セカンドで学んだのが初めてです。特にセカンドの研修では、自部署を分析して実践計画まで立てて発表するということを一年かけて行ったので、そこでの学びが基礎となっています。ただ、それ以降はブラッシュアップの機会はありません。述べたとおり、病院では SWOT を学ぶ機会はなかったのですが、SWOT 分析は行わなければならないので、前任者のシートを見て作りなさいという指導でした（笑）。わけがわからないまま見よう見まねで作りましたが、今も自

信をもって SWOT 分析ができるとは言えないですね。

Ｃさん：私も、ファースト、セカンドで受けたのが初めてで、病院で SWOT を教えて
もらった記憶はありません。研修はないのですが病院では使っていたので、自
分なりに勉強し、看護協会の研修などに参加して学んだりという感じですね。
ただ自信をもってできるというところまでは到達できていない。

Ｄさん：私は法人の専任教員をしている期間が長かったので、教員研修、セカンド、
サードで学ぶ機会がありました。師長になって臨床の場に戻ってみると、ほか
の管理者は、十分な研修がされないまま、病院の強みを考えてみましょうとか
グループワークで考えてみましょうなどと展開され、戸惑っている様子が伺え
ました。結局、臨床に戻ってからは一度も学ぶ機会はなかったですね。

　　現在は教育の場に身を置いていますが、いろいろな病院をみても新人、臨床
看護師の教育はラダーも整備されて充実していますが、管理者の教育は手薄で
日本看護協会の研修ぐらいしかありません。ここは大きな課題だと思っていま
す。そして、外部研修や認定看護管理者教育課程を受ければできるかというと
そうとも言えず、セカンドを受けた人でも、SWOT 分析を行う際に「立ち位置」
の捉え方で困っている人が多かったです。師長であれば、自部署が内部でそれ
以外の部署は外部、看護部も外部と捉えますが、看護部の一員でもあるので、
外部からの指示・命令が下されたとき、それを脅威と捉えるのか機会と捉える
のか、立ち位置を明確にできないために情報の分類がうまくできずに困ってい
るケースが多かったように記憶しています。

河　野：やはり学べる場が圧倒的に少ないのが現状なのですね。

　　「立ち位置」というキーワードが登場しましたが、これは大事なポイントで
す（p77 参照）。SWOT は組織分析ですから、師長からの立ち位置から考えると、
自病棟以外は外部と捉えます。一方、看護部という立ち位置から考えると、病
棟は内部、看護部以外が外部となるので、リハビリなどの他部署、病院、法人
も外部となります。このように立ち位置によって、内部・外部の線引きは変化
するわけです。

Ｂさん：内部・外部の捉え方のほか、課題として挙げるものの抽象度の違いでも戸惑
うことがあります。たとえば内部環境は細々した具体的な事柄が挙がってくる
のですが、それと比較すると外部環境は抽象度の高い事柄が並んでしまい、い
ざクロス分析で関連するものと併せて考えようとしたとき、具体的すぎるもの
は抽象度を上げたほうがいいのか、逆に抽象度が高いものはもう少し具体的に
したほうがいいのかと悩みます。さらに、外部環境でたとえば国の施策など大
きなものを挙げると、それが自部署にどう関連するのか、脅威になるのかなど
考えているうちに混乱して、整理がつかなくなることもあります。最終的に、
それらしい形には落ち着きますが、何年も作成してきて、これはしっかり分析
できたという感覚を持てたことはないですね。

河　野：外部環境は、挙げていただいたような国の施策や少子高齢化などの社会情勢、一方で看護部の方針など、遠いところから近いところまでさまざま出てきますので、マクロ環境とミクロ環境の2つに分けて整理していくとわかりやすいと思います（p28参照）。そのとき、なんのためにSWOT分析を行うのかを明確にします。部署目標を立てるためであれば、外部環境の影響度から考えると、ミクロ環境のほうが影響が大きいはずです。

　たとえばPNSを導入するという目標であれば、弱みとして新人が育たないとか、あるいはインシデントが多いとかが挙がってくるでしょう。ではインシデントが多いというところをPNSの導入に絡めて展開していこうという、そうした戦略ストーリーが頭のなかで描けるものとなっていればいいのだろうと思います。ですので、マクロだとクロスがしにくい部分もあるでしょう。マクロ環境の場合は、たとえば病院のある医療圏の少子高齢化のデータを取ってみるなど、具体的な数字を使って分析を行うとやりやすいのではないかと思います。（Column ②に続く）

2章

SWOT 分析の準備と
分析の場作り

2 SWOT 分析の準備と 分析の場作り

1 効果を上げるための外部環境分析会議〜開催の枠組み

SWOT 分析の中でも特に外部環境の抽出については、同じ病院の看護管理者であれば、同じような項目が抽出されると第1章で申し上げました。「外部」を、部署から外のことと捉えるからです。そうであれば、**看護師長一人ひとりがばらばらに外部環境を分析するより、集まって皆で一緒に分析したほうが合理的**です。師長それぞれに外部環境を捉える視点、価値観が異なるため、集まって分析することでいろいろな見方、考え方が共有できるからです。同じ1時間の分析でも、一人で1時間分析するよりも師長全員で1時間の会議を持ったほうが、視野が広がり、質の高い分析が可能になります。これも先に述べたところです。

看護師長教育の観点からも、会議開催は有効と言えます。可能であれば、師長だけでなく、師長をフォローする役割を持つ管理者、すなわち副看護師長や主任看護師も出席するとなおよいでしょう。

また、内部環境すなわち自部署の強み・弱みの確認についても、まずは集まって看護部主催の説明会を持つとよいと考えます。残業時間、インシデントの数、IC（インフォームド・コンセント）同席率など、各看護単位で使われる可能性の高い管理指標を内部環境分析に使う際には、「高い・低い」の評価が必要となります。そこで、看護部が主な項目の平均値とともに各部署のデータを出しておき、皆に説明するのです。

☑ 目的に応じた事前準備

目標管理や BSC において SWOT 分析を活用する際に必要な準備のひとつに、評価指標づくりがあります。全部署が同じ指標で評価することで、強み・弱みを明確に打ち出すことができます。もちろん、部署独自の目標であれば、自部署で指標をつくることが求められます。**指標により数値が明確になることで、平均値が示されるとともに、絶対評価と相対評価が可能**になります。

ここで、評価について簡単に整理をしておきます。評価は、大きく絶対評価と相対評価に分類することができます。SWOT 分析の強み・弱みの評価においては、平均値が示されていれば絶対評価が使えます。もちろん、点数によって順位付けができますから、各部署との相対評価を行うこともできます。参考までにお伝えしますと、人事考課など、人を評価する際は絶対評価が基本となります。**表1**に、絶対評価・相対評価について、それぞれの長所・短所について解説しました。

① DiNQL の評価指標を使う

　強み・弱みに関する評価指標については、これが正解というものはありません。あくまでも、自院・看護部内で定めたものを整理するとよいでしょう。ただ、看護の質に関する評価指標については、日本看護協会が行っているDiNQLでのデータ項目が参考に

表1 ● 絶対評価と相対評価の長所・短所

	絶対評価	相対評価
長所	①評価要素ごとに基準が設けられているので、何が優れ、何が劣っているのかがはっきりわかり、特徴がよくつかめる ②評価指標が具体的に作られているので、評価結果に信頼がある	①結果数値を相互に比較する評価なので、多くの部署があっても時間がかからない ②すぐ導入できる
短所	①評価指標を作るのに時間がかかる ②目標管理方式で行う場合、定性的な目標での指標が難しい	①病院が異なると同順位であっても成績が異なることがある ②部署を相互比較する方法なので、部署の個々の特徴がつかめない ③昨年より数値が改善しても他部署の数値も上がると同じ順位になり、改善したという動機づけに繋がらなくなる

表2 ● ドナベディアン　医療の質評価の3要素

切り口	内容（例）
構造 Structure	医療スタッフや施設の充実度等 （例）施設や機材設備、医療従事者の資格　など
過程 Process	医療サービスの提供方法の適切性 （例）技術水準、投入時間、実施時期　など
結果 Outcome	医療サービスの提供後の治療結果 （例）院内感染、インシデント、患者満足度　など

なります。参画している病院も多いため、ベンチマークも可能であり、他院と比較しての評価も可能です。
　DiNQLでは、ドナベディアンが提唱した医療の質評価の枠組みである、構造（ストラクチャー）・過程（プロセス）・結果（アウトカム）の側面から、労働と看護の質データ項目を整理しています（**表2**）。
　「構造」は、医療が提供される条件を構成する因子で施設・設備などの物的資源や、

医師や看護体制など人的資源がどれだけ整っているかを見るものです。「過程」は、診断、治療、看護ケア、リハビリテーション、患者教育など、通常は医師や看護師など医療専門職者によって行われる医療活動から、その質を見ます。「結果」は、提供された医療に起因する個人や集団における変化（望ましいもの、望ましくないものを含む）であり、具体的には健康状態の変化、患者または患者が得た将来の健康に影響を及ぼしうる知識の変化、将来の健康に影響を及ぼしうる患者または家族の行動の変化、医療およびその結果に対する患者や家族の満足度となります。DiNQL はこの枠組みを看護に当てはめています。DiNQL でデータ項目の整理をするのは、質の向上を図る上で、その結果が構造指標や過程指標とどのように関連しているかを分析することにより、改善の手がかりを見いだせるからです。2021 年度版のデータ項目は 12 のカテゴリー（合計 170 項目）で構成されています。そのうち、DiNQL で必須項目となっている 10 項目を挙げておきます。

病院機能（特定機能病院・地域医療支援病院・一般病院など）・算定している入院基本料／特定入院料（病床区分・病床機能も含む）・稼働病床数・平均在院日数・病棟の診療科名称・看護要員数（実人数）・看護要員数（管理職を含む実人数）・看護要員の常勤換算数（非管理職）・在院患者延べ人数・入院実患者数

	項目
人員配置	定床数
	看護師（経験年数別・ラダー別・スペシャリスト）
	クラーク＋補助者
病床管理	患者数（延べ人数／月）
	患者数（1 日平均）
	（定時）新入院患者数（総数／月平均 / 年）
	救急入院患者数（月平均 / 年）
	退院患者数
	死亡患者数
	平均在院日数
	病床稼働率
	空床・共通ベッド活用状況（延べ数）

患者管理 （看護必要度平均値）	A 項目	
	B 項目	
	C 項目	
患者状態	手術件数	全身麻酔（総数／月平均）
		全麻以外（総数／月平均）
	特殊治療件数（注射化学療法）延数	
	持続点滴 （IVH）	月延数 / 1 日平均
	持続点滴 （末梢）	月延数 / 1 日平均
	注入食	月延数 / 1 日平均
	創傷処置件数（平均）	
	ベンチレーター使用件数（延べ人数）	
質管理 （褥瘡）	褥瘡	新規発生数率　件（%）
		持ち込み（総数）
		除圧マット使用患者数　平均延べ数
		除圧マット使用患者数　人／日
質管理 （安全）	インシデント 発生件数	転倒転落（総数）
		誤薬（総数）
		チューブトラブル（総数）
		その他
	転倒転落	危険度Ⅲ患者数（平均延数）
	転倒転落	危険度Ⅲ患者数（日）
	体動・離床センサー使用患者（平均延数）	
	体動・離床センサー使用患者数（日）	
質管理 （感染）	新規感染 症発生数 （or 発生 率）	MRSA 新規患者数（総数）
		MRSA 継続・持ち込み患者数（総数）
		SSI（総数）（発生率）
IC	ＩＣ同席件数（or 率）手術患者（%）	
		病状説明（件）
患者満足度	退院時アンケート（平均値）	
	退院時アンケート（回収率）	

人的資源・勤務管理	超過勤務時間	月平均	
		月平均（1人あたり）	
	年休取得（　）は病休	月平均日数	
		月平均　1人あたり	
質管理（看護）	手術クリニカルパス使用率		
	記録監査	プラン提示（3日以内）	
		計画評価率	
		フィジカルアセスメント監査クリア率	
	指導	退院（件）　月平均	
		栄養（件）　月平均	
		感染（件）　月平均	
		服薬（件）　月平均	
	術後リハビリ実施件数（一般）		
	術後リハビリ実施件数（食堂）		

②自院・看護部で評価指標を設定する

　DiNQL については、基本的に質評価の指標のみとなります。かなりの充実度ですが、評価指数はこれがすべてではありません。分析項目については、自組織で独自に設定したい項目もあると思います。その場合は、評価指標を新たに設定し、その計算式を明示することが求められます。p.56 〜 58 に、人員配置、病床管理、患者管理、患者状態、質管理、IC、患者満足度、人的資源・勤務管理のカテゴリーからそれぞれの評価指標の項目例を挙げておきますので、参考にしてください。これらは、毎月のデータを取ることも可能です。

　評価指標については、同じ項目であってもいろいろなデータの取り方が可能です。年間総数・月の延べ数が妥当なものや、月平均・1日平均で取ったほうがよいものもあります。前年との増減数を取る場合もあるでしょう。また年度末単月のデータを取ったほうが状況を正しく表すような指標もあります。また、パーセントを表す指標においては、一般的な前年比率だけでなく、期初と期末のデータからの増減率という指標も設定可能です。これらの計算式は、看護部とも相談しながら慎重に決める必要があります。なぜかというと、前年との比較や継続性の観点から、評価指標・計算式は一度決めたらあま

患者満足度	退院時アンケートより、「看護師の全般的な対応について」の平均得点
①学生満足度②役割モデル度	学生アンケートより ①「指導は一貫していた」の肯定割合 ②「看護者としての良いモデルになっていたか」の肯定割合
①当院で働くことのやりがい感②看護師としてのやりがい感	職務満足度調査より、 ①「全体としてY病院で働くことにやりがいを感じるか」の肯定割合 ②「自分の職業（職種）にやりがいを感じるか」の肯定割合
①IC 関連に同席した記録件数② IC に対する患者の反応の記録件数	病状・検査・治療・退院調整等に関連した説明に関して ①看護師が同席したことを示す記録件数 ②患者の反応を看護記録に記載した件数
多職種との合同カンファレンス内容の記録件数	多職種との患者カンファレンスの内容を記録した件数
災害シミュレーションの評価率	災害シミュレーション B 以上の評価割合／ 15 部署× 100
救急シミュレーションの評価率	救急シミュレーション B 以上の評価割合／ 15 部署× 100
看護師の定着率	$100 - \dfrac{\text{年度退職者数} \times 100}{(\text{4 月 1 日在職看護師数} + \text{3 月 31 日在職看護師数}) \div 2}$
多様な勤務体制についての検討部署数	多様な勤務体制について検討した部署数
IC に関連した学習会の出席率	各部署での IC に関する学習会の出席者数／職員数 × 100
災害・救急シミュレーション実施率	①災害シミュレーション 2 回以上の実施割合／ 15 部署× 100 ②救急シミュレーション 3 回以上の実施割合／ 15 部署× 100
災害・救急研修受講者の理解度	災害・救急研修アンケートより、理解度 70％以上の割合
多様な勤務体制についての学習会数	多様な勤務体制についての学習会の開催数

り変えないほうがよいからです。上記のことから、評価指標を示すだけでなく、算出根拠、計算式（分母・分子）についても、合わせて明示していく必要があります。

　p.59 は、ある病院・看護部が開発・提示した評価指標と算出根拠・計算式です。参考までに紹介します。

☑ 誰と SWOT 分析を行うか

　第1章で述べたとおり、SWOT 分析に代表される組織分析は、毎年、年に1回、年度初め、すなわち4月に行うのが望ましいと言えます。なぜ年度初めかと言うと、経営は事業年度で捉える必要があるからです。医療業の場合は、4月～翌年3月が事業年度です。4月には、2年に一度の診療報酬改定、3年に一度の介護報酬改定があります。新卒新人が入職するのも4月ですし、人事異動・昇進・昇格も基本、4月1日付けが一番多いはずです。もちろん、部署目標も4月に立てます。内部環境、外部環境ともに4月に変化するものが一番多いのです。その変化を確実に捉えて、組織戦略を立てるのです。

　先述のように、外部環境分析は看護師長が集まって行うのがよいのですが、内部環境分析については、どうでしょうか？　内部環境は、自組織の強みと弱みについて分析するわけですから、視野を広くもって評価をしたり客観視できる人が行うのがよいでしょう。組織長である看護師長はもちろん中心になって行いますが、複数で行うことが望ましいです。例えば看護師長を補佐する役割の者、すなわち副看護師長（主任看護師）とともに行うとよいでしょう（表3）。これは看護組織の特徴からもそうすべきです。看護師長一人で行うとどうしても主観が入ります。評価には客観性が求められますから、複数で行ったほうが客観性を担保できます。かといって、スタッフに分析させるのは無

表3 ● 環境分析のポイント

外部環境分析	各病棟の外部環境は共通であるため、看護師長が集まって行うことで、さまざまな項目が挙がるとともに時間の短縮となる
内部環境分析	副看護師長（主任看護師）など、複数で行うことで客観性が担保できる ※スタッフは成果に対する責任を持たないため、分析自体は任せない

表 4 ● SWOT 分析の会議例

会議名称例	○年度目標管理キックオフ・外部環境分析会議	部署内管理者 SWOT ミーティング
目的	各病棟の管理者それぞれが、自院に影響を及ぼしそうな外部環境に関する情報を挙げて、全体で共有する内部環境に関わる、指標となる前年度のデータを提供	外部環境・内部環境の抽出
参加者	副看護部長（司会役）、各病棟の管理者	同じ病棟の看護師長、副看護師長、主任看護師で実施
進め方	1 時間程度の枠で、できれば副看護部長を司会役として、ブレーンストーミングで行う	外部環境：キックオフ会議で共有されたものから、自部署への影響が大きいものを 10 項目ほどピックアップする 内部環境：他部署と比較して数値が高い・低いものを強み・弱みとして整理する

理があります。俯瞰が十分でないだけでなく、スタッフは成果に対する責任を負っていないからです。次世代師長の育成という観点からも、副師長などの師長の管理業務をサポートする役割を持った人とともに、内部環境分析は行うとよいでしょう。

☑ SWOT 分析の会議の持ち方（時間配分、誰が司会役をするか）

　では、実際にどのように SWOT 分析を進めればよいでしょうか？　会議は、どのように開催したらよいのでしょうか？　以下に、会議開催の例を紹介します（**表 4**）。

①看護部主催管理者会議「○年度目標管理キックオフ・外部環境分析会議」

　はじめに行う外部環境分析では、看護部主催管理者会議を開くのがよいでしょう。テーマは、例えば「○年度目標管理キックオフ・外部環境分析会議」として、各部署の看護師長と管理者をできる限り集めて 1 時間程度の枠で開催します。司会は、副看護部長が行うとよいでしょう。時期は、事業年度が始まったあとの 4 月上旬が適当ですが、人事異動の内示が出ていれば、早めて前年度の 3 月でもよいでしょう。

この会議では、それぞれの管理者が、自分の知っている外部環境に関する情報どんどん出して、参加者全員で共有していきます。地域でこんな動きがある、看護協会でこんなことを推進しようとしているなど、自院に影響しそうな情報を提供するのです。看護部は、少なくともこの会議までには、看護部目標の発表をしなければなりません。次年度の病院目標は年明け、比較的早い時期に提示されていると思いますが、まだ示されていないのであれば、看護部長が病院に働きかけ、早々に病院目標を出してもらう必要があります（以前、筆者が訪れた比較的大きな病院では、例年5月になってようやく病院目標が提示されるというところがあって、驚きました）。また、病院や法人などの開設者に関する動向の情報共有も行います。

　進め方としては、ブレーンストーミングで進めます。外部環境の列挙が目的ですから当然と言えますが、否定はしない、他人の意見に乗っかるのもOKで、質より量を重視します。こんなことにも変化がある、変わってきている、こんな動きがあることも聞いた、などと場を活性化させて、知ってる限りの情報提供に集中するのです。

　この会議においては、内部環境に関わる前年度のデータ（評価指標設定のあるもの）を看護部が提供する形が理想です。前年度の年間のデータを看護部がまとめ（3月開催の場合は2月までのデータ）、各部署管理者に提示するのです。例えば、各部署の平均残業時間、インシデント数、一人あたり有休取得日数、IC同席率などを、看護部平均とともにランキング形式で提示するのもよいでしょう。いわば、DiNQLの自院看護部版です。そのためには、看護部が各部署をサポートする経営管理機能を充実させる必要があります。意義のあるSWOT分析とすることができるかは、看護部・副看護部長の役割、責任が大きいと思います。

②部署内管理者SWOTミーティング

　外部環境・内部環境を抽出するため、師長・副師長（主任看護師）で行います。基本的なデータについては、キックオフ会議で提示されたものがありますから、その中から、整理します。外部環境は、自部署への影響が大きいものを10個ほど選び確定させます。

　内部環境については、主に他部署よりランキングが高い・低いものを、強み・弱みとして整理します。看護部から提供された項目以外のものも含めて、それぞれ10個前後確定させます。

☑ クロス分析の進め方〜クロス分析ミーティング

　外部環境、内部環境についてそれぞれ抽出できたら、次は、クロス分析を行います。管理者全員、まとまった時間が取れるのであれば、部署内管理者SWOTミーティングに引き続いて行います。日程調整が難しい場合は、別日程で行います。看護師長が進行

役を担い、ファシリテーションしながら進めていきます。時間は2時間を目安に進めます。2時間で終わらない場合は、別日程で何回か継続するとよいでしょう。

「強み×機会」「弱み×機会」「強み×脅威」「弱み×脅威」の4つのクロス分析については、どれから行うべきかといった決まりはありません。考えやすいのは「弱み×機会」ですから、慣れないうちは、この「弱み×機会」から考えていくとよいでしょう。

2 ファシリテーション技術を活用しよう

ここまで、SWOT分析を行うにあたって行う2つの会議、ミーティングについて紹介しました。外部環境分析では情報提供を主としますので、会議での場の活性化が必須です。内部環境分析も活発な意見交換が必要です。また、クロス分析は、「この弱みとこの機会を掛け合わせたらどうか」などのアイデア出しが求められるので、**何を言ってもよいという場の心理的安全性を担保することが必要**です。そして、いずれの会議においても、進行役を務める管理者のファシリテーション技術の有無によって大きく結果は変わってきます。ここでSWOT分析会議において、質の高い分析を行うために必要なファシリテーションスキルの中でも必須と言える傾聴のスキルについて、簡単に触れておきます。

☑ 傾聴のスキル

ファシリテーションでは、「どう話すか」よりも「どう聴くか」が何倍も重要です。なぜなら、会議・ミーティングの参加者の中には、不安を持って参加しているメンバーが少なからずいるからです。特に若手管理者や初めて参加する人は、「こんなことを言ってもいいのか」「私が発言してもいいのか」「否定されるかもしれない」「途中で遮られたらどうしよう」「ちゃんと取り上げてくれるだろうか」などの思いがあるものです。発言するにあたっては、その場への安心感や信頼感がないと、皆の前で自由な発言はなかなかできないものです。

逆に言えば、進行役がこの場では何でも話してよいということを伝えることができ、しっかり聴く姿勢を示すことができれば、参加者に安心感、信頼感与えられるのです。何を言っても否定されない安全な場、皆が聞いてくれる環境づくりが、進行役には何よりも求められます。人は聞いてもらえると頭の中が整理され、気づきが起きやすくなります。そして、何を言いたいかがはっきりしてきます。もちろん、聞いてもらえるだけでもうれしさを感じますし、人によってはストレス発散にもつながります。そして何より、聴くという行為は、信頼関係を深めることにつながります。会議・ミーティングに

図1 ● 傾聴～聴くことで安心感、信頼感を与える

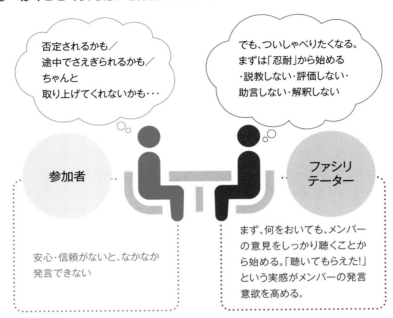

おいて進行役となった管理者は、聴く準備、心構えを持つ必要があります（**図1**）。

　進行役は、会議やミーティングが始まれば、参加者の発言を聴くわけですが、ただ、漫然と聴くのではありません。もちろん発言内容そのものをしっかり聴くことは、基本です。そのうえで、その発言の背後に隠れている感情や心理的要求、ものの考え方、参加意識なども聞き取るのです。このように**2つのレベルで集中して聴くこと**が重要です。さらに、進行役は、発言者の**非言語メッセージについても読み取ります**。その際には、口調や表情、態度にも着目します。そこには肯定的、否定的などのメッセージが現れているのがわかります。

　そしてなにより進行役は、**発言者の話に興味を持ち、わかろうと思って聴くことが必要**です。その姿勢は発言者に必ず伝わり、「聴いてもらえている」と実感でき、もっと話そうとするのです。その際、発言者に対して、自分からも**「聴いていますよ」というシグナルを送る**とよいでしょう。例えば、視線を合わせたり、頷いたり、あいづちも効果的です。また、話が長くなっているときなどは、適度に要約してあげることも必要です。

　発言者の話を傾聴しているときは、**判断抜きで理解に徹します**。決して話の内容を評価してはいけませんし、先入観を持って勝手に解釈することも NG です。そして何より、否定は絶対に禁物です。参加者は、意を決して発言してくれているのです。「でも」「だけど」「だって」というような、否定につながる言葉は使わないよう注意します。

＊

　ファシリテーションには、傾聴のスキルだけでなく、質問のスキルも求められます。ファシリテーションについては、第3章でも述べますので参考にしてください。いずれにせよ、せっかくの会議開催ですから、場を活性化させ、質の高い分析になるよう、スキルを身につけてほしいと思います。

COLUMN
SWOT 分析 匿名お悩み座談会②

☑ **SWOT 分析はストーリーで考える**

Ｃさん：先生が先ほどおっしゃったストーリーという考え方について、もう少し詳し
　　　　く教えてください。

河　野：SWOT 分析では、環境の変化を機会と脅威で捉えていくので、このような流
　　　　れのなかでという部分——ストーリー——は重視してほしいところです。たと
　　　　えば、働き方改革関連法案の成立という環境の変化によって、有休を消化しな
　　　　ければならない。そのためにどうするか、また有休が消化できることによって、
　　　　最終的に職員の満足度が高まる、あるいはワーク・ライフ・バランスが充実す
　　　　るなど、そうしたストーリーを描くということです。

　　　　　物事はいろいろな要素が影響しあっているので、単独ではなく流れを見た方
　　　　が SWOT 分析では有効だと思います。「機会と脅威を取り入れたストーリー」
　　　　と考えるとわかりやすいかもしれないですね。

Ｄさん：先ほど例に挙がった少子高齢化という地域の流れを捉えるという部分で伺い
　　　　たいのですが、病棟師長の場合、自部署の地域への貢献を把握するのは難しい
　　　　のではないかと思います。病院での自部署の役割は明確ですが、地域のなかで
　　　　の役割は可視化しにくいところです。この点が明確にできれば、あらためて自
　　　　分の仕事を誇りに感じることができると思うのですが…。

河　野：地域のなかでの役割は、自分たちが行った看護のアウトカムと言い換えてよい
　　　　かと思います。であれば、患者さんのデータを取る、患者さんへのアンケート
　　　　といった手段が思い浮かぶでしょう。ただ、目標管理の原理原則からすれば、
　　　　目標は自分たちの力で実現できるものでなければならないので、たとえば地域
　　　　の人々を健康にするというのは一病棟では実現不可能です。そのため、入院患
　　　　者さんのアウトカムで捉えるのが現実的だと思います。そこでもさまざまな
　　　　データがありますので、どのようなデータでスタッフのモチベーションを高め
　　　　るかを考えるのも、管理者としての大切なアプローチだと思います。

Ｄさん：なるほど。ICU で師長を務めていたときは、人工呼吸器関連肺炎（VAP）の
　　　　発生がなかった、MRSA の感染率が下がったなど、皆のがんばりを可視化で
　　　　きるデータを示すよう心がけていたのですが、それでいいということですね。

河　野：可視化とは数字（データ）ですから、管理者に求められるのは指標の開発です
　　　　（p58 参照）。SWOT 分析や目標管理の観点で言うと、例で挙げていただいた
　　　　VAP の発生率、MRSA の感染率など、数値として比較できる指標開発は管理
　　　　者の大きな役割のひとつだといえるでしょう。自分の病棟だけでなく、看護部

として取り組んでもいいと思います。

Ｄさん：そのときは日本看護協会の DiNQL の算出式を利用して評価していました。

河　野：DiNQL は客観的に比較する指標として重要ですので（p56）、ぜひ日々の実践
のなかでもっと活用してほしいですね。

☑管理者に求められる指標開発とは

Ａさん：管理者に求められる指標開発について詳しく教えていただいていいでしょうか。

河　野：SWOT 分析では評価しなければなりません。強み、弱みとはまさに評価です。
評価する際には、やはり指標がないと「○○が強みだよね」と根拠を持って挙
げることはできません。指標がないと、たとえば「PNS がうまくいっていな
いよね」など、なんとなく・感覚的・主観的な意見しか挙がりません。客観性
を持たせるためには、指標で測って評価することが必要なのです。強みは何か、
弱みは何か、何が改善したのかなど、SWOT 分析では指標がないと客観的な
評価が難しくなり、根拠のないなかで作ることになってしまいます。

Ａさん：適切な指標となるものを持つことが重要なんですね。

河　野：評価は一般的にストラクチャー（構造）、プロセス（課程）、アウトカム（結
果）の観点から行いますが、「こういう指標で測ればこんなデータが取れるよね」
と考えていくことで、自部署で目指す看護の質という、一見曖昧な目標も根拠
をもって評価することができるわけです。

☑情報共有の場を設ける

Ｃさん：指標開発というヒントは、とても参考になります。現在、主任たちと一緒に
SWOT 分析を学ぶ場を設けています。最初に戻ってしまいますが、挙げた要
素をどこに分類するかからつまずく人が多い。ストーリーと指標という視点を
主任たちに伝えて一緒に考えていきたいと思います。特に、外部環境を挙げる
のが苦手なようなので、大きな視点で考えられるようになってくれるとうれし
いところです。

河　野：分類からつまずいてしまうとのことですが、SWOT 分析は経営管理ツールで
すので、一病棟だけで完結して行うのは難しいかもしれません。看護部が主導
していかないとうまくいかないのではないかと思います。まず、外部環境とし
て国の施策の方向性や、看護協会の取り組み、あるいは地域ではこんな動きが
あるというのは、主任、師長レベルだと情報のキャッチアップが難しいかもし
れません。ですから、同じ病院であれば各病棟の外部環境は概ね変わらないで
しょうから、情報共有会議やミーティングの場――たとえば外部環境洗い出し
会議など――を持つのが効率的ではないかと思います。「こんな動きがある」「退

院支援がこう変わる」「あそこにサ高住ができた」など、環境の変化を共有できる場を、看護部主催でぜひ設けてほしいと思います。こうすれば、外部環境を挙げるのに困ることは少なくなると思います。師長さんが1人で、この病棟の外部環境とはと1時間考え込んでも、そうそうは出てきません。たとえば1時間と時間を区切って、師長全員で考える場を設けたほうがさまざまな情報が出てくるはずです。

　一方、内部環境とは、強み・弱みですので、平均残業時間、転倒・転落数、インシデントの数など項目を決めて、看護部として各病棟をランキングで示してよいのではないかと思います。他の病棟と比較することで、「うちはここが弱みだな、ここは強いな」など、強み・弱みが一目で理解できます。看護部が、経営管理サポート的な役割を果たすことが重要だと考えます。（Column ③に続く）

3章

"SWOT分析もどき"の要因と
もどき予防法・解決法

"SWOT分析もどき"の要因ともどき予防法・解決法

1 なぜSWOT分析ができないのか

　SWOT分析、組織分析がうまくできないとの声は、多くの病院で耳にします。組織分析の教育・研修については、認定看護管理者教育課程の担当者から「受講生の組織分析スキルが不十分」ということで、たくさんの相談が寄せられます。実際に特別講義や補講、フォローアップ研修という形で講義もさせていただいています。

　失礼ながら、病院にお邪魔してSWOT分析シートを拝見させていただくと、「え？」という驚きの連続です。形式も含めて、残念ながら正しく書かれている・使われているところの方が少ないのです。私自身の過去の経験から言えば、目標管理制度についても、かつてそうでした。以前から「目標管理」という制度は導入していても、それがうまく活用されず、正しく使われず、理解されてもいないのです。よくよく聞くと、目標管理の教育自体がされていないケースも多くありました。導入時の研修を行ったきり、その後のフォロー研修がないままに制度を運用していた病院も多くありました。

　毎年、病院では新しい師長が生まれますが、院内での教育がなされていないのであれば、研修を受けていない師長が、目標管理をうまく運用できないのも当然かもしれません。SWOT分析についても同様です。院内や看護部でSWOT分析をテーマにした管理者教育・研修が設定されている病院は、極めて少数です。それでいて、部署目標提出の際は、SWOT分析をすることが暗黙の了解のように求められているのです。さらに言えば、院内でSWOT分析をしっかり教えることができる人も少ないのでしょう。

　このように**SWOT分析については、研修を受けずになんとなく作ってきた人が多い**のです。現在、師長から副看護部長へと昇格している人もそうだと思います。学ぶ機会がないままに師長から副部長になり、教育する立場になっても、「教える」まではいかない模様です。師長時代にファーストレベル・セカンドレベルで概要を学んだ副看護部長がいても、病院で実際にSWOT分析を教えている人は、極めて少数なのではないでしょうか。そして、教える側も、実は心もとないのが現実ではないでしょうか。教えるにはそれなりの知識は必要ですし、質問にも答えなければなりません。研修で学んでも、実際に作成してみないとわからないことも多いと思います。

☑ SWOT分析の研修導入の必要性

　目標管理やBSCも含め、組織を管理する者にとって組織分析は避けられません。看護部は、看護管理研修の中身を振り返り、まずは、**「SWOT分析の仕方」**という**教育・研修を毎年、必修研修として導入すべき**と考えます。院内に教えられる人がいなければ、

初めだけでも、経験豊富な外部講師の指導の下、看護部内で研修を実施することが必須だと思います。看護師長にSWOT分析を課すのであれば、そのやり方を丁寧に教えるべきでしょう。これは、全国の看護部に切にお願いしたいことです。

SWOT分析も目標管理制度も、管理者にとっては経営管理ツールであり、いわば「道具」です。その道具の使い方が、十分でないように見受けられます。いろいろ原因はあると思いますが、上述のように学んでこなかっただけでなく、研修が導入直後のみでその後はまったくなされていない、先輩師長のシートを見せてもらって見よう見まねで活用していた、というのが実情ではないかと思います。もちろん、すべての病院がそうだとは言いません。できている病院もあるはずです。しかし、悩んでいる病院のほうが圧倒的に多いのです。組織分析は、管理者の思考方法を変えれば大きく変わります。それ以前に基本部分の理解が不十分なのかもしれません。あるいは、看護部のサポートの問題もあるかもしれません。組織分析は、マネジメントのイロハの「イ」にあたります（**図1**）。ここがしっかりできないと、改善や変革など、その先には進めません。

図1 ● 組織分析はマネジメントのスタート地点

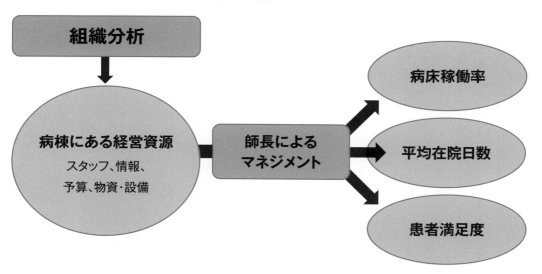

2 "もどき" となる要因

全国の看護部で実施しているSWOT分析、ひょっとしたら私が一番多くのSWOT分析シートを見ているかもしれません。これまで拝見したSWOT分析で、"もどき"

になる要因は大きく３つに分類できます。**１つ目は、形式、書式の問題。２つ目に、分析者（管理者）の意識・思考・評価・理解度の問題。３つ目に看護部のサポートの問題**です。

　本章では、この分類をベースに実際の事例を用いながら、うまくいかない原因を探り、"もどき"に陥らないためのポイントを考えていきます。

☑ 形式・書式の問題

①機会、脅威、強み、弱みを列挙しただけ（クロス分析がない・行わない）

　かなり前から「SWOT分析を導入しています」という病院でも、機会、脅威、強み、弱みは抽出していても、クロス分析までは実施していないという病院が少なくありません。分析シートを見れば、その理由は一目瞭然。十字に４分割しただけのシート１枚だけだからです（**表1**）。「クロス分析は、どうしていますか？」と聞くと、「行っていません」との答えが返ってきます。SWOT分析導入時からこうしたフォーマットを使っているのでしょうが、書式・形式の段階から、クロス分析をしなくてよい形になっているので

表1 ● ４分割しただけのクロスができないSWOT分析シートの例

機会	脅威
強み	**弱み**

す。理由を聞くと、前々看護部長の時代からずっとこの書式で、誰も変えようとしたことはない、などと返答されます。新しい看護部長となっても、形式だけの SWOT 分析を行っていては、変革されないだろうことは容易に想像できます。しかし、実効性がないとわかったならば、変えることに臆していては管理者失格です。SWOT 分析の書式は極めてシンプルです。それなのに、書式から違うものを使っていては、実際に組織管理に活用する看護師長たちが困ります。SWOT 分析は毎年実施するものですから、まずは、自院のシートを確認してください。

　そもそも、SWOT 分析は、機会と脅威という外部環境の変化、流れを、強み・弱みに組み入れることを可能にするフレームワークです。内部環境2つ・外部環境2つの計4つをそれぞればらばらに抽出して、枠の中にいれるだけでは SWOT 分析とは言えません。さらに、強み・弱み・機会・脅威と4つのカテゴリーで項目を抽出したにも関わらず、目標を弱みからのみ上げてくるというケースもあります。クロスをせずに、それぞれの項目から目標を設定しても、深みのない、戦略性のない目標になります。時代の流れから取り残された目標となってしまいます。特に、弱みだけからの目標設定は、単なるコインの裏返しになってしまうのです。例えば、「インシデントが多い」という弱みから、「インシデントを減らす」という、単に逆にしただけの目標を設定しがちです。SWOT 分析は、現状を整理するためのものです。他の要素との関連性を見たり、そこから先の課題や戦略を考えるには必ずクロス分析が必要となることを理解する必要があります（**表2**）。

表2 ● SWOT 分析とクロス分析

種類	目的
SWOT 分析	・現状の整理 ・現状からの目標設定
クロス分析	・これからの戦略立案 ・環境の変化を取り入れた戦略目標設定

　環境の変化が激しい現代だからこそ、機会と脅威を取り入れるクロス分析は必須です。そして現代は、組織だけの単純な問題は少なく、問題が複雑化しているため戦略が必要なのです。戦略を体系的に組み立てるためのフレームが、クロス分析なのです。

　国は、働き方改革関連法を施行し、それを受けて公益社団法人日本看護協会はヘルシーワークプレイスという方向性を打ち出しました。この外部環境の変化から「有給休暇

表3 ● 有給休暇が取得できていなかった病棟のクロス分析

		外部環境
		機会 働き方改革関連法が施行、日本看護協会がヘルシーワークプレイスという考え方を打ち出した
内部環境	弱み 年次有給休暇の取得平均日数が看護部全部署で最低	弱点克服・転換
		有給休暇取得日数平均12日

10日、取得率100%」という部署目標を設定するのは妥当です。しかし、内部環境はどうでしょうか。ある部署は、もともと全員がこれまでも10日の有給休暇をしっかり取っていたとしましょう。となると、これを強みとし、この法律施行を機会と捉え、さらに休暇取得、残業時間短縮を促進してより働きやすい職場にしていく、ということが考えられます。もちろん、これまで有給休暇を平均10日どころか5日も取れておらず、院内全部署中最下位だったという部署であれば、この弱みに対して、機会と捉え、弱点克服する目標を設定すべきでしょう（**表3**）。このように機会・脅威・強み・弱みと一つひとつ見るのではなく、外部と内部とをクロスさせることで、時代の流れに沿うことができ、戦略性が発揮されるのです。

② SWOT分析シートにビジョンが示されていない

　SWOT分析は、戦略を策定し、部署目標を設定するためのシートです。部署目標が達成されれば、組織ビジョンに近づけます。**組織マネジメントにおいて最も大切なもの、それは組織ビジョン**と言っても過言ではありません。ですから、SWOT分析シートにおいても組織ビジョンを明記しておくべきでしょう。こういう病棟にしたいという組織ビジョンを、管理者はことあるごとにスタッフに言い続けなければならないものなのです。当然、目標設定のために行うSWOT分析においても、同様に考えるべきでしょう。シートの目立つところに、ビジョンを書けるようにしておくとよいです。もし看護部の用意したフォーマットに記入欄がないのであれば、師長自身で積極的に書き込むようにしましょう。

　管理者のビジョンがスタッフと共有されることにより、周囲の人々もそのビジョンの持つ力を取り込み、そのエネルギーで自分を動かして行くことが可能になると考えられます。管理者個人のビジョンが複数の人々のビジョンとなり、それが組織のビジョンに伝播して行くのです。メッセージを受けた人々の相互作用によって、さらにそのメッセージ性が強化されていくのは、組織のネットワーク性の大きな特徴でもあります。言い換えれば、**管理者がどれほど素晴らしいビジョンを持っていても、管理者の内側にあるだけで共有されていない状態ではビジョンの実現は難しい**ということです。

　ビジョンを口にし、スタッフに言い続けるということ、それは――語弊があるかもし

図2 ● ビジョンがエネルギーを作り出す

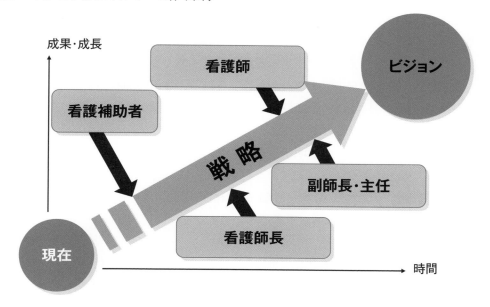

れませんが——しつけと同じです。しつけとは「しつづける」ことだと言われますから、その考え方と同じです。ビジョンを高く掲げる管理者は、「ビジョナリーリーダー」と呼ばれます。マネジメントは、船の航海に例えられます。船が港から出航してしまえば、まわりは一面の海です。現代は計器が発達している時代ですが、仮に船内に道具も何もなければ、何を目印にするでしょうか？　特に、夜は夜空に輝く星だけが頼りです。なかでも、北極星は常に北に位置していますから、これを頼りにすれば確実に北に向かうことができるのです。実は、ビジョンも同じです。師長不在であっても、「師長さんは、いつもこう言っていたな」と共有されたビジョンがあれば、スタッフは、そのビジョンを頼りに意思決定ができます。ビジョンをことあるごとに語り続けることは、まさに、スタッフをしつけていると考えてよいのです。

　ビジョンが明確であれば、組織が動く方向性が明確になります。スタッフ全員の力が集まり、大きなエネルギーになります（**図2**）。

③クロス分析にどの要素を掛け合わせたのか明記がない

　クロス分析の欄に課題が書かれてはいるものの、どれとどれを掛け合わせたのかが明記されていないシートをときどき見受けます。まず、強み・弱み・機会・脅威をそれぞれ10個前後抽出しているわけですから、ナンバリングをしておく必要があります。内部環境も外部環境も、同じ数字を振ると混乱の元ですので、数字とアルファベットで区別をするとよいでしょう。例えば、強み・弱みを1、2、3、4…と数字を振っていき、

機会・脅威を a、b、c、d…とアルファベットを振っていきます。そして、どれとどれを掛け合わせたのかがわかるように、クロス分析して導いた課題の前か後ろに（1，a）などのように明記します。こう表示がされていれば、強みの1と機会のaをクロスさせたことが明確にわかります。第三者も理解しやすくなります。たまに、強み・弱み・機会・脅威には、数字やアルファベットが表示されているにも関わらず、肝心のクロス分析で抜けてしまっていることがあります。クロス分析で抽出する課題は、戦略を立案するためにも多くあったほうが都合がよいです。無理にまとめたり整理したりせず、素直に何と何を掛け合わせたのかを明示しましょう。

☑ 分析者（管理者）の意識・思考・評価・理解度の問題

① SWOT 分析さえすれば問題解決できるという安易な考え

　目標管理制度やバランストスコアカードが普及し、多くの病院で SWOT 分析が導入されています。しかし、何のために SWOT 分析をしているのか、十分理解できてない人がいることも事実です。「上から言われてやっている」という人もいるかもしれません。また、SWOT 分析さえすれば問題が解決すると勘違いしている人もいる可能性があります。SWOT 分析は、あくまでもフレームワークというツールのひとつです。であれば、このツールを正しく使う方法を学ばなければなりません。立派な道具を持っていても使い方を知らなければ、宝の持ち腐れです。パソコンも非常に便利な道具のひとつですが、高性能のパソコンを持っているだけでは、何もできません。ただのプラスチックと金属の塊にすぎません。使い方を学ばなければならないのです。SWOT 分析も同じです。どのように使えば最も効果的なのかを知らないと意味ありません。使いこなせて初めて、有益なフレームワーク、マネジメントツールであることがわかるのです。使い方を学ばずに見よう見まねで、なんとなく使っても意味はありません。

　問題なのは、SWOT 分析を行うこと自体が目的化することです。SWOT 分析が目的になり、作って終わるケースがあります。分析して満足してしまっているのです。もちろん管理者にとって、組織の現状を知るのは有意義なことですが、SWOT 分析を行う第一義は、あくまでも部署目標立案です。目的は、部署目標立案と戦略策定にあるのです。そして、ビジョンに向かっていくのです。この全体の枠組みを理解していないと、おかしなことになります。SWOT 分析は、PDCA サイクルにおける P の一部です。P、すなわちプラン（目標設定）を作るための前工程でしかありません。

②内部環境と外部環境の区別が曖昧

　SWOT 分析のシートを拝見していて気になるのが、4 つのカテゴリー分類のあいまいさです。"なんとなく" で分類しているのではないかと感じることもあります。また、

どんなことを抽出すればよいのかとの質問もよく受けます。これは、内部と外部の切り分けがしっかりと理解できていないことによるものと思われます。

　第1章でも述べたところですが、内部環境とは、自部署です。そして、**外部環境は自部署から外のことすべてが該当**します（**図3**）。院内でも自部署以外は外部環境です。自部署がA病棟という組織であれば、A病棟から一歩外に出たところでの変化はすべて外部環境の変化と捉えます。こう考えるのが、一番理解しやすいかもしれません。そのうえで、**「自部署でコントロールできるものが内部環境、できないものが外部環境」**と考えるとよいでしょう。

　たとえば、「看護部で全部署PNS導入が決定した」や「病院の建て替え」なども、病棟から外のことですから外部環境です。SWOT分析では、すべて「組織」という観点で考えるからです。常に組織の内か外かの意識を持つことで、理解が定着するかもしれません。組織という枠組みで考えるため、病院、看護部、部署など組織のレベルが変われば、内部環境、外部環境も変化するのです。そのため、病棟師長が看護部のSWOT分析を参考にして作成しようとすると、内外のレベルが異なるためおかしなことになります。病棟から見れば、看護部は外部環境です。一方、看護部の立場から見れば、看護部のことはすべて内部環境になるのです。よって、もし病棟師長が参考にするとすれば、それは看護部のSWOT分析ではなく、他病棟のSWOT分析の抽出・分析の仕方ということになります。

　上記を踏まえ、内部環境、外部環境、それぞれで分析すべきテーマ例を上げましたの

図3 ● 自部署から外は院内でもすべて外部環境

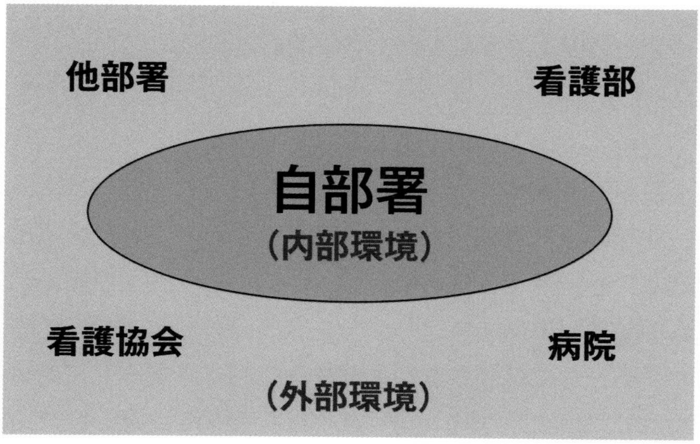

他部署　　　　　　　　　　看護部

自部署
（内部環境）

看護協会　　　　　　　　　病院

（外部環境）

表4 ● 内部環境分析・外部環境分析のテーマ例

要素	分析例
①共通の価値観 ②経営・管理スタイル ③人材 ④技術 ⑤目的と戦略 ⑥組織 ⑦運営制度	①人口動態的要因 ②自然環境的要因 ③社会的要因 ④技術的要因 ⑤政治・法的要因 ⑥経済的要因

表5 ● よくある分類の間違い例

自部署の「計画」を機会に入れる	自部署の計画を機会に入れているケースがあります。病棟組織の場合は、看護部や病院が掲げている各種計画は病棟に影響を与えますから、たしかに機会と捉えてよいのですが、自部署の計画は機会には入りません。自部署のことはすべて内部環境です。
自部署の「課題」を脅威に入れる	自部署にはさまざまな課題が挙げられます。自部署のことであれば、当然、内部環境になります。脅威ではなく、弱みにつながる課題もあるかもしれません。また、そもそも、問題と課題を切り分けられていないのかもしれません。脅威の抽出が必要なのに、頭の中でクロス分析してしまって課題を挙げ、脅威に入れている場合もありますので、注意が必要です。
自部署の「弱み」を「脅威」に入れる	部署の弱みは、内部環境です。自部署のことを外部環境の脅威に入れているとなると、他責思考の傾向のある管理者かもしれません。自分から外のことを外部環境と解釈している可能性もあります。外部環境には、自分ではコントロールできないことが入ります。内部環境は、管理者のマネジメントやリーダーシップでコントロールできるはずです。

で、参考にしてください（**表4**）。

　上述のように、4つのカテゴリー分けはみなさんが苦労されているところですが、それが反映されているのか、違うところに分類されているケースが頻繁に見られます。参考までに、よくある間違いの例を整理しました（**表5**）。

③○○が多いなど、データに基づかない主観的な事柄を「弱み」に挙げる

　内部環境で目立つのは「～が多い・少ない」「～が高い・低い」といった表現です。具体的には、「転倒転落が多い」「有給休暇取得率が低い」「インシデントが多い」「時間外勤務が多い」などです。内容はともかく、ここで問題になるのが本当に多いのか・低

表6 ● 事実と意見の違い

事実	誰でも経験できる（見たり、聞いたり、触ったり、知ったりできる）物事。事実は、（科学的な・厳密な）調査や実験で確認できる。そのため、事実を記述した文は、正しいか間違い（ウソ）のどちらかである。	**15時間の残業についての事実の記述例** 正しい事実： 　今月の残業時間は15時間です。 間違った事実： 　今月の残業時間は25時間です。 事実の記述： 　今月の残業時間は15時間です。
意見	自分の判断や考えのこと。意見は、個人的なものであり、調査や実験によって確認できないものもある。そのため、意見は正しいか正しくないか決められないこともある。	**15時間の残業についての意見の記述例** 意見の記述： 　今月の残業時間は15時間で多いです。

いのかです。多い・少ないは評価ですから、エビデンスが必要です。すなわち論理性が求められるのです。この数は多い（少ない）と言える根拠があるか、そしてその根拠は正しいかの確認です。

　ここは大切なところですので、詳しく解説します。しっかりと理解してください。まず、分析するにあたっての「事実」と「意見」について、整理します。**「事実」とは、誰でも経験できる（見たり、聞いたり、触ったり、知ったりできる）物事**のことです。事実は可視化が可能であり、客観性があります。仮に複雑なものであっても、調査や実験によって確認できます。そのため、**事実を記述した文は、正しい（本当）か間違い（ウソ）かのどちらか**です。一方で**「意見」とは、自分の判断や自分の考え**です。意見は、主観的、個人的なものであり、調査や実験によって確認できないものもあります。そのため、**意見は、正しいか正しくないかを決められない**こともあるのです。根拠となりうるのは、客観的事実です。そして、**主観は根拠にならないこと**、**評価の根拠にはならないこと**を理解してください。以下に根拠とできる事柄を挙げます。

定量化できる事柄

　まず、定量的な例を挙げます。例えば、タイムカードに今月の残業トータル15時間と記録があったとします。これは、まぎれもない事実です。人に伝える際、「今月の残業時間は15時間です」と伝えられます。15時間という数字がタイムカードに記録されていますから、100人いれば100人が、これは正しいと言うでしょう。一方、「今月の残業時間は15時間で多いです」と伝えたとします。これは15時間という数字に対して主観的な評価を加え、「多い」という「意見」を主張しているわけです（**表6**）。みなさんは、1人の月の残業15時間を「多い」と捉えるでしょうか。多忙な部署であれば、「少ない」と捉える人もいるかもしれません。基準が明確でない以上、「多い」とも「少ない」とも言えません。せいぜい、自部署の平均と比較して、15時間に対する

自分の評価を言うくらいしかできません。ただしこれは、相対評価となります。

　このように、比較するものがあれば相対評価ができますが、なければ、主観的評価となり、それは個人の「意見」にしか過ぎません。部署の分析をする以上、多い・少ないという評価を下すには、評価基準、平均値、または比較対象が必要なのです。なお評価基準があり、それに対して高い・低いの判断をするのが絶対評価、相互に比較して高い・低いを判断するのが、相対評価となります。

定量化できない事柄（定性的な事柄）

　内部環境を表すものには、数値にしにくいものも多くあります。「モチベーション」や「疲労感」「コミュニケーション」などは、数値化できないものの代表です。しかし、「PNSが定着していない」「モチベーションが高い」「コミュニケーションがよい」などの表現は、強み・弱みによく登場します。このままでは、管理者の主観的な評価でしかありません。

　では、これらを強み・弱みとして挙げるには、どうしたらよいでしょうか。定性的な事柄であっても、客観性を持たせることが必要です。そのためには、新たに指標を作るのがベストです。作れない場合は、そのものずばりではなくとも、ほぼその事柄を表す指標を使って置き換えます。これを**代替指標**と言います。最もわかりやすいのは、アンケート結果です。例えば、モチベーションを数値化するために関連する項目でアンケートを実施し、その結果を使うのです。例えば、アンケートを実施する際に標準値を定めて基準を設定しておきます。平均値を使ってもよいでしょう。その基準・平均とアンケート結果とを比較して、高い・低いを決定するのです（**図4**）。

　アンケートを実施していないが、内部環境としてどうしても取り上げたいという場合は、「高い・低い」といった評価する言葉を使わないのがよいでしょう。評価する前の「状態」をそのまま書きます。「PNSが定着していない」と評価したのであれば、どんな状態からそう評価したかという客観的事実を書きます。たとえば、2名のスタッフから聞いているのであれば、「新人とベテランとのペアのコミュニケーションがよくないと評価するスタッフが2人いる」と書きます。「2人」をどう捉えるかはともかくとして、客観的な事実にはなります。後は第三者と議論するか、さらにデータを集めるなどして、客観性を高めるようにします。ただし、都合のよいデータの取り方をしたり、誘導するような形にならないよう注意する必要があります。

　このように、強み・弱みには、必ず根拠を明示する必要があります。なぜ、高いと言えるのか、それは主観ではないという根拠です。**根拠には、客観性が必要**です。管理者の目からみてなんとなくで強み・弱みを抽出するだけではいけないのです。論理性が求められます。なぜそうなのかという根拠がいるのです（**図5**）。

図4 ● 強み・弱みに客観性を持たせる

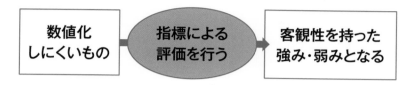

指標に照らし合わせて評価することにより、数値化できないものに客観性を持たせることができる

図5 ● 根拠が強み・弱みを支える

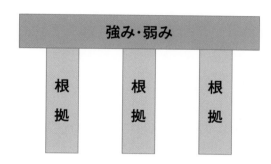

④挙げやすい「弱み」を並べることに多くの時間を費やしてしまう

　第2章で、慣れないうちは弱みから抽出するとよいと解説しました。これは限られた時間で分析を行うため、書き出しやすさを重視した考え方です。この方法で行うと、かなりの数の弱みが挙がってきます。気をつけたいのは、**弱みの抽出に時間が取られ、強みや機会、脅威を検討する時間が少なくなること**です。最悪の場合、クロス分析まで至らずに時間切れということも起きます。事前の準備がないと、機会と脅威については抽出に時間ばかりかかって、それぞれ10個どころか、5個も挙げられなかったりします。ここで必要なのが、時間管理と場の活性化です。看護師長と副師長、主任看護師でミーティングを持って機会と脅威を抽出する場合は、看護師長が進行役を務めるはずです。その際には、第2章で触れたように、師長にファシリテーションスキルが求められます（図6）。

　会議・ミーティングの場において、中立的な立場でプロセスを管理するのがファシリテーターの役割です。切り口を変えれば、会議でのタスク（結果）を出すことと、参加者間の和を保つ（メンテナンス）ことの両側面に気を配らないといけません。結果（タスク）が出たとしても、声が大きくて意見の強い人、決まった人しか発言しなかったで

図6 ● 会議・カンファレンスとファシリテーター

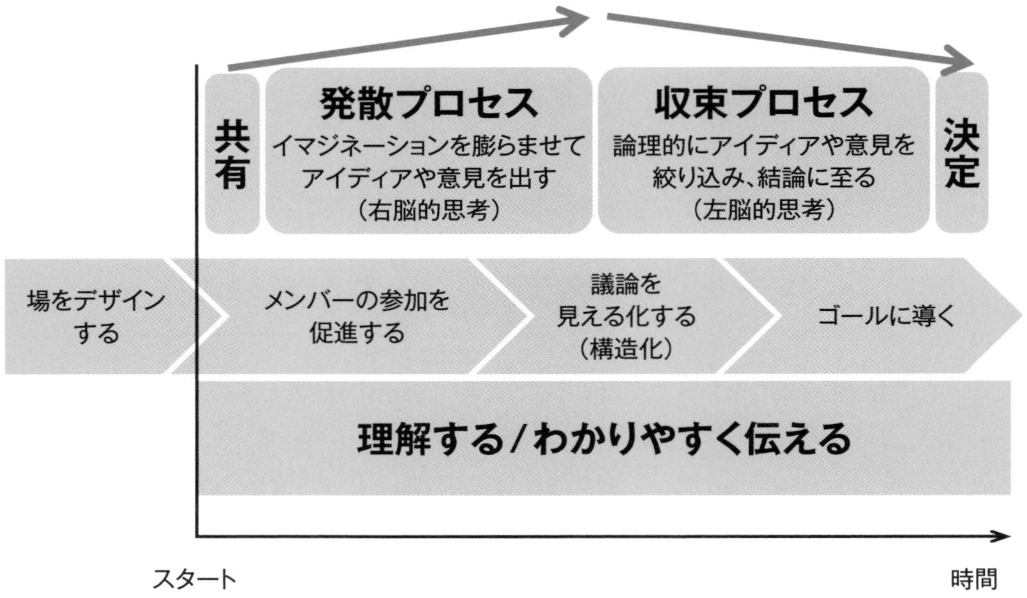

表7 ● ファシリテーターが気を配るべきタスクとメンテナンス

タスク （本日の課題に対する成果）	本日の会議・カンファレンスでどのような成果を生み出せるか （望ましいアウトカムに照らして進んでいるか）。
メンテナンス （チームの状態、参加者間の関係性）	本日の参加者間のチームワークをいかに引き出せるか チーム内にアイディア、エネルギーは沸いているか？ （今のチームとしての感情を常にアセスメントする）

チームの状態が悪ければ・・・
「休憩を取る」「コーヒーを飲んだり、新鮮な空気を取り入れてリフレッシュする」
「物理的な環境を変える」

はプロセスがよくありません。また、意見は出ても、参加者間で対立が起き、対立が解消できず、メンバー内に不穏な空気が残ってしまったというのもいただけません。ファシリテーターは、定められた時間と進捗状況に合わせて、このタスクとメンテナンスの両面を常に見ておかなければならないのです。ミーティングをリードする看護管理者は、しっかりとファシリテートできるスキルを持っておくと役立つ場面が多いでしょう。ファシリーテーターに求められるタスクとメンテナンスの詳細を表7にまとめました。

⑤「機会」が総論的・一般論的になってしまう

　外部環境は、本当にさまざまで幅広い要素が考えられます。例えば日本の少子高齢化も外部環境と言えるでしょう。しかし、これは確かに外部環境ですが、環境としては大きすぎて具体的な分析がしにくくなります。日本は確かに少子高齢化が進んでいますが、

自分が勤務する病院が立地している医療圏、地域は違うかもしれません。そもそも全国から患者が集まってくる病院は、ごく一部でしょう。こうしたマクロ環境はいったん脇に置き、部署に直接影響を与えるミクロ環境から考えたほうがよいでしょう。看護部の方針や病院の動向、看護協会のニュース等から、環境変化を捉えるのです。どうしても少子高齢化を取り上げたいのであれば、地域を絞るという手があります。入院の観点では二次医療圏での人口動態となりますが、地域包括ケアシステムの観点もあるため、可能であれば、自院が立地する市区町村単位での少子高齢化のデータも取れるとよいでしょう。

　時間をかけて抽出する外部環境ですから、**内部環境とクロスできるものを挙げるのが有効**です。自院の立地する地域を意識した、地に足のついた外部環境分析を心がけるとよいでしょう。クロス分析が可能な外部環境にしないと、使えない機会・脅威の羅列になってしまいます。より対象を絞った、具体的でかつ内部環境に影響を与えそうな機会・脅威の抽出が理想です。さらに一歩進めて言えば、自部署の強み・弱みにクロスできそうな外部環境をあらかじめ想定しておくと効率的です。

⑥弱み・真の問題を抽出できない

　まれに、問題となる弱みをうまく抽出できない管理者がいます。現状を正しく把握できないのが理由でしょう。いろいろな例が考えられますが、大別するとビジョンが明確でないケース、または、問題を他責、すなわちスタッフや看護部のせいにしてしまっているケースが挙げられます。問題を他責にしてしまうと、永久に問題解決できずに、毎年同じことが起こります。さらに、問題の種類がルービックキューブ型になっている場合もあります。ルービックキューブ型の問題とは、要素が複雑に絡み合っているため、達成したい状態（あるべき姿）を思い描き、実現に向けて手を打っても、その打ち手が必ずしも前進につながらないような問題のことを言います（正しい手順を踏めば解決できる問題はジグゾーパズル型と言います）。管理者が、問題解決に向けて分業しても、互いに影響しあうため、一方の前進が他方の後退につながったりします。また、管理者である問題解決者が問題の一部と化している場合もあります。管理者自体が問題を引き起こす原因（当事者）そのものになっているのです。このような場合は、概念的思考を行い、構造化して自分の関わりを客観視しなければなりません（**表8**）。

　以前、私が関わった病院のある部署では、「新人が育たない、やめてしまう」ということが毎年起きていました。このことを弱みに挙げ、当該部署の看護師長は副師長と相談し、「看護師不足」という外部環境とクロスさせて、課題を「教育プログラムの変更」として、そこから目標設定し、実践しました。しかし、まったく効果は出ませんでした。その後も、毎年新人の退職者が出続けました。詳しく調べると、実は、問題を引き起こ

表8 ● 問題の種類

ジグソーパズル型	ルービックキューブ型
・達成したい状態（あるべき姿）に到達するための手順を論理的に分割し、実行に移せば解決できる問題 ・分割された手順は独立しており、相互に影響を与えず、手順を積み上げた分だけ解決に向けた前進が図れる ・問題解決者は問題の外に存在しており、問題を引き起こす原因（当事者）にはならない	・要素が複雑に絡み合っているため、達成したい状態（あるべき姿）を思い描き、実現に向けて手を打っても、そのうち手が必ずしも前進にならないような問題 ・問題解決に向けて分業しても、互いに影響しあうため、一方の前進が他方の後退を招き得る ・問題解決者が問題の一部と化しており、問題を引き起こす原因（当事者）そのものになっている

していたのは、部署で教育を担当している師長より年上のベテラン副師長だったのです。教育プログラムは変更しても、教育を担当するベテラン副師長は、ずっとそのままでした。副師長の新人に対する評価はかなり厳しく、新人のケアについて他のスタッフは「できる」と評価しても、その副師長だけが「できていない、不合格」としていたことが判明しました。このベテラン副師長に異議を唱えることは誰もできず、師長も、自分より年上の副師長にはあまり関わらず、報告をただ聞くだけでした。そして、「不合格」が続く結果となったのです。問題は教育プログラムではなく、「人によって評価の基準、仕方が違うこと」であり、副師長が問題そのものだったのです。さらに言えば、その副師長を放任してしまった看護師長が問題でした。この真の問題に早く気づけば、新人の退職はもっと早い段階で防げたはずです。

⑦**クロス分析がうまくできない**

クロス分析を拝見して思うのが「うまくクロスさせられていない」例が多いことです。できていると言えるのは、ごく少数です。多くのクロス分析を拝見していますが、4つのクロス分析で、それぞれ5個以上の課題を出せているシートすら、極めて少ないのが実情です。1つ、2つという部署も珍しくありません。皆さん、クロス分析が不得手なようです。これは放置してよい弱点ではありません。クロス分析での課題が少ないと戦略ストーリーの質が低くなります。結果として、目標設定にも影響してきます。

うまくできない要因はいろいろ考えられますが、まずは、強み・弱み・機会・脅威の

表9 ● クロス分析（課題）表現の基本「〜し、〜する」

例

「●●（機会）を活かし、〇〇（強み）を上げる」

「●●（機会）を活かし、〇〇（弱み）を上げる」

「〇〇（強み）を上げて、●●（機会）につなげる」

「〇〇（弱み）を上げて、●●（機会）につなげる」

表現を具体的にするようにします。**抽象的な表現では、クロスするにあたってのイメージが湧きにくくなる**からです。

　また、そもそも「機会」「脅威」の数が少ないことから、外部環境を強み・弱みに適切にかみ合わせられず、考えられる課題も限られるのだと思います。思考としては、**時代の流れ、世の中の変化、病院・看護部の方針が自部署の何に影響するか、と考えるのが基本**です。簡単な方法として、当年の看護部目標、病院目標を見て、これまでとの変化を抽出して外部環境とし、そこから関連する自部署の強み・弱みと組み合わせられないか、と眺めつつ考えることです。組織目標は、上位組織目標との関連が求められますので、これは理にかなった極めてオーソドックスな方法と言えるでしょう。

　表現の仕方としては、「●●（機会）を活かし、〇〇（強み）を上げる」「●●（機会）を活かし、〇〇（弱み）を上げる」に当てはめるとよいでしょう。クロスですから、掛け算のイメージです。例えば、「働き方改革関連法施行を活かし、職員満足度を上げる」「働き方改革関連法施行を活かし、有給取得日数を増やす」といった表現です。もちろん逆もOKです。「〇〇（強み）を上げて、●●（機会）につなげる」「〇〇（弱み）を上げて、●●（機会）につなげる」と考えます（表9）。これらはあくまで一例ですが、基本は「〜し、〜する」です。もちろん、上記以外にも表現方法はさまざまありますから、これらのパターンに頼るだけでなく、他の文章表現も考えてみてください

☑ 看護部によるサポートの問題

　看護部は、管理者にSWOT分析をさせるのであれば、正しくその使い方を教育すべきです。研修は、一度やればよいというものではありません。大きな病院では、毎年新任管理者が誕生します。当然、その管理者に対しての教育が必要です。新任管理者研修については、体系化しているところもあると思います。目標管理とSWOT分析とセットにして、毎年行うべき教育プログラムに載せておくとよいでしょう。

　私は、**これからの看護部は、各病棟をサポートする経営管理部門的な役割がより一層必要**だと考えています。看護師長に適切な管理を行ってもらうために、さまざまなデータを提供するためです。第2章で解説した指標開発も看護部主導で行うとよいでしょう。可視化、数値化し、看護師長をサポートすることで、マネジメント力が数段向上します。

表 10 ● ベンチマークの種類

内部ベンチマーキング	院内組織あるいはグループ組織内で、似通った性質の業務を比較分析し、優れたやり方を導入するベンチマーキング
競合ベンチマーキング	直接競合する組織におけるベスト・プラクティスと比較分析するベンチマーキング
機能ベンチマーキング	比較対象となる機能を有する、自組織の業界以外の組織と比較分析するベンチマーキング
一般プロセスベンチマーキング	単なる機能を越えて、業務プロセスに焦点を絞り革新的な模範プロセスを持つ他の組織（業界内外を共に含む）と比較分析するベンチマーキング

①ベンチマーク

　ベンチマークというと、他の病院を参考にするイメージがありますが、同じ看護部内でもベンチマークをしても問題はありません。もちろん、全国の病院での先進事例も参考になりますが、それぞれの病院で状況が異なりますので、全面的に取り入れることが難しいケースがあります。院内で行うベンチマークは、「内部ベンチマーク」と呼ばれるものです（**表 10**）。むしろ、**内部ベンチマークのほうが、より効果的・効率的**だと思います。このベンチマークのサポートを、ぜひ看護部で行ってほしいと思います。

　ベンチマークとは、「優れた方法あるいはプロセスを実行している組織から、その実践方法を学び、自院・自部署に適した形で導入して大きな改善に結びつけるための一連の活動」と定義できます。ベンチマークには、以下のメリットがあります。

　1．既成概念を打ち破る考え方ができる

　2．比較分析において、自院・自部署のプロセスを冷静に見ることができる

　3．素早く有効なプロセスを導入できる

　データによっては、病院の委員会や、ある部署が独占的に扱っているケースもあります。個人情報に関するものもあります。そのような場合は、看護部が窓口になって一定の制約・条件のもと、いつでも閲覧やデータを取得できるようにしておくとよいでしょう。**看護部としてさまざまな情報、データを提供し、各部署が気軽にベンチマークできる体制、環境をつくる**ことが勧められます。

図7 ● 臨床評価指標の要件と枠組み

臨床評価指標の要件
☆医療の質を測定するアウトカム指標

1.データの収集が比較的容易であること
2.標準的な成績が目安として提示できること(施設間比較ができる)
3.改善への努力が反映されやすいこと
4.卓越した事例(ベストプラクティス:Best Practices)を示せること

1. 人員配置
2. 病床管理
3. 患者管理(看護度)
4. 患者状態
5. 質管理(褥瘡)
6. 質管理(安全)
7. 質管理(感染)
8. IC(説明・同意)
9. 患者満足度
10. 人的資源・勤務管理
11. 質管理(看護)

②指標開発

　臨床指標については、第2章で解説したとおりです。DiNQLなどを参考にして、看護部が主導で開発するとよいでしょう（**図7、表11**）。

3 SWOT分析から戦略目標を立案する

　ここからは、事例をとおして、SWOT分析で求められる考え方についてみていきましょう。

・・

事例：退院調整がうまくいっていない病棟の師長が行った思考・分析・部署目標設定

　医療界においてパラダイムシフトが起こり、地域包括ケアシステムが求められている現在、当病棟（呼吸器内科）を分析すると、退院調整がうまくいっていない現状がありました。特定機能病院である当院は先進医療を提供する医療機関で、他院で難渋する症例の治験など、多くの個別的治療がなされていること、またこの治療を受けながら、地域で生活する患者にあわせた療養を支える使命があることが示されていました。

　そのため当病棟の看護師には入院中だけでなく、地域を含めた「生活の見通し」を立てる視点を持ち合わせて欲しい、そのことが病棟の将来に向けて必要であると考えました。看護の視点で地域の生活の見通しを立てるには、看護師の行いを承認し、治療につ

表 11 ● 臨床評価指標例

データの種類	指標	算出単位	算出方法
ケアの構造指標	離職率（常勤）	％（年度）	年度退職者数／平均職員数 （年度当初のスタッフ総数＋在籍職員数/2）
	看護職員満足度	％（定点）	看護部で集計
ケアの過程指標	在宅支援における退院援助・在宅介護準備のための家族指導数	件数（年度）	退院先が在宅の患者総数のうち、看護師が在宅支援のために介入した患者総数
	退院患者の転帰率	％（年度）	在宅へ移行した患者総数／退院した患者数
	退院患者の転院率	％（年度）	転院した患者総数／退院した患者総数
	抑制数	件数（年度）	身体抑制を一回でも実施した患者総数
患者に焦点を合わせた成果指標	平均在院日数	日（年度）	退院患者延べ入院日数／退院患者数
	転倒・転落率	％（年度）	転倒・転落した患者数／在院患者総数
	褥瘡発生率	％（年度）	新規褥瘡発生（深さ d2 以上）患者数／日帰り入院患者を除く退院患者の在院延べ日数
	院内感染発生数 SSI	（手術部位感染）％	感染管理委員会・感染管理看護師によるサーベイランス集計
	UTI		（尿路感染）％
	VAP		（人工呼吸関連肺炎）％
	患者満足度	％	企画課にて集計・投書箱の活用

いて看護師の理解を促す医療従事者の存在が必要です。また、看護師の満足度が高まれば患者との関わり方もよくなり、退院調整に影響すると考えました。そこで私は「医師」をチーム員に加えた医師・看護師小チーム制医療を検討し、病棟目標を「退院調整が成功し、患者満足度が高まる」と設定しました。

　出典：ナーシングビジネス 2019 年 3 月号「できる看護管理者のシゴトのひみつ」大阪医科大学附属病院看護師長代理 村田朋子さんの事例を改変（※所属は当時のもの）
・・

　「医療界においてパラダイムシフトが起こり、地域包括ケアシステムが求められている現在」と、まず、外部環境の変化、**機会**を捉えています。

　「当病棟（呼吸器内科）では退院調整がうまくいっていない現状がありました」とい

うところに、**弱み**が抽出されています。

「当院は先進医療を提供する医療機関で、他院で難渋する症例の治験など、多くの個別的治療がなされていること、またこの治療を受けながら、地域で生活する患者にあわせた療養を支える使命」と**ミッション**が明らかになっています。

「当病棟の看護師には入院中だけでなく、地域を含めた「生活の見通し」を立てる視点を持ち合わせて欲しい」とこの師長が考える病棟のあるべき姿、すなわち**ビジョン**がわかります。

「看護の視点で地域の生活の見通しを立てるには、看護師の行いを承認し、治療について看護師の理解を促す医療従事者の存在が必要です。また、看護師の満足度が高まれば患者との関わり方もよくなり、退院調整に影響すると考えました」と、こうすればこうなるのではないかと**課題**を整理しつつ**戦略仮説**を立てている思考が見られます。この戦略は、目標管理でいえば、「どのように」にあたります。

「医師」をチーム員に加えた医師・看護師小チーム制医療は、この師長が考えた**組織戦略**であり、そこから**病棟目標**を「退院調整が成功し、患者満足度が高まる」と設定しています。

この看護師長は、病院のミッションを明確にし、自部署のビジョンを考えています。抽出した弱みを克服して、ビジョンを達成するために仮説をたて、戦略を策定し、病棟目標を設定しているのです。策定過程を、**図8**に整理しました。

戦略目標を立てられない原因は、さまざま考えられます。第一に、基本となる現状分析が不十分なことが考えられます。第二に、仮にクロス分析まで実施して、課題を抽出できたとしても、その課題を戦略に落とし込めない可能性が考えられます。ここからは、課題から戦略立案に向けて、どうしたらよいかを考えていきます。

☑ 課題から仮説思考をして戦略ストーリーを作る

クロス分析から、いくつかの課題が設定できたとします。もちろん、組織ビジョンは明確になっている前提です。ここから戦略を立てるには、課題をビジョンにつなげる「ストーリー」を作り上げることが必要です。そのためには、第1章で解説した仮説思考力を用います。

Y病棟は、「患者・家族を第一に考える看護」がビジョンです。そこで、クロス分析で抽出された課題から「患者・家族を第一に考える看護」に関連しそうな項目を選びます。まず、課題を整理すると、**表12**の8つの課題が示されました。

図8 ● ミッション・ビジョンと戦略

組織のミッション：治療を受けながら、地域で生活する患者にあわせた療養を支える

組織のビジョン：看護師は入院中だけでなく、地域を含めた生活の見通しを立てる視点を持ち合わせている

目標：退院調整が成功し、患者満足度が高まる

組織戦略：医師・看護師小チーム制医療の実施

課題と戦略仮説：看護の視点で地域の生活の見通しを立てるには、看護師の行いを承認し、治療について看護師の理解を促す医師の存在が必要である。医師とともにチーム医療を提供すれば、看護師の満足度が高まり、退院調整が成功し、患者満足度が高まるのではないか

機会：地域包括ケアスステム
弱み：退院調整がうまくいっていない

表12 ● クロス分析（強み×機会）から設定された課題

1. 退院支援を積極的に行い、稼働率を維持しDPC Ⅱ期間での退院を目指す
2. 退院支援看護師を活用し、患者が安心して地域に帰れるよう支援する
3. 他部署の業務やＰＮＳを参考に、業務改善やＰＮＳの改善を行う
4. プライマリーケア、チーム力を強化し、ＰＮＳを充実させる
5. 看護実践能力を高め、患者の早期退院につなげる
6. 医師や多職種と連携し、平均在院日数短縮、手術件数増につなげる
7. 看護師の多様な活躍の場を知る機会を提供し、スタッフのモチベーションを上げる
8. プライマリーケアを充実させ、患者満足度を向上させる

　表12は、実際の病院のある病棟でのクロス分析（機会×強み）から設定された課題です。まずは、この課題全体を眺めながら、組織ビジョンである「患者・家族を第一

図9 ● 課題から戦略ストーリーを設定する

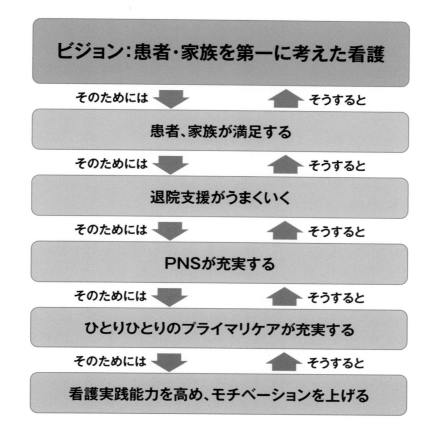

に考える看護」につながるよう**仮説を立て、論理的なストーリーを描いて**いくのです。

　例えば、「患者・家族が満足することで、（ビジョンである）『患者・家族を第一に考える看護』ができたと考えられるのではないか」という仮説を立てます。ついで、ストーリーを考えます。ここでは論理的思考、直線思考を使います。

・退院支援がうまくいけば患者、家族が満足する。
・退院支援をうまくいかせるためには、PNS を充実させることが必要。
・PNS を充実させるためには、ひとりひとりのプライマリケアを充実させる。
・ひとりひとりのプライマリケアを充実させるためには、看護実践能力を高め、モチベーションを上げなければならない。

というストーリーです（**図9**）。

　ビジョンから仮説を立て、課題をつなぎ、そのためには、そのためにはと論理的に掘り下げていくのです（直線思考）。一番下には、基本的に教育・研修、能力開発に関わる課題がくるようにするとよいでしょう。なぜかと言うと、医療において一番大切な資源は「人」だからです。

　一方、一番下からは「こうなるとこうなる」という因果連鎖を、さかのぼって確認し

ます。上から下が論理的であれば、当然、下から上も論理でつながるはずです。おかしいところがあれば、それは、課題として上がってこなかったものがあるということですから、付け加えても OK です。また、論理の飛躍にも注意するとよいでしょう。クロス分析で、すべてが課題として挙げられるわけではありません。ここでは、ある程度のストーリーができればよいのです。必要な課題があれば、後から付け加えます。

　ちなみに、このストーリーを 4 つの視点で考えたフレームワークが BSC です。BSCの詳細は第 5 章で解説します。

　さて、この SWOT 分析、クロス分析を経て、Y 病棟が設定した目標は

【X 年度 Y 病棟　部署目標】
1）患者・家族の思いに寄り添った看護ケアを提供し、患者満足度を〇〇点にする
2）PNS マインドの充実を図り、お互いを高め合い職務満足度を〇〇点にする
3）退院支援看護師との連携を強化し、退院支援度を〇〇点にする
※〇〇には点数が入ります。評価指標・基準は別途設定しています。

でした。
　このように、Y 病棟が戦略ストーリーを立て、目標設定までたどり着けたのは、クロス分析の積極的攻勢で実に 8 つもの課題を出すことができたからです。
　この Y 病棟の SWOT クロス分析シートは、問題なしとはしませんが、参考までにそのまま掲載します（右頁）。
　戦略ストーリーの重要性はいわずもがなですが、えてして戦略を飛ばして、実行を優先してしまう管理者も多くいます。戦略ストーリーがあってこその実行、展開です（図10）。考え方としては、展開をイメージして、戦略を考えるのがベストです（図 11）。

4 事例から学ぶ

☑ 事例 1　A 病棟の弱み欄

＜弱み＞
・急変場面が少なく、DNR の患者が多い為、急変対応に自信のないスタッフが多い
・患者・部位誤認インシデントが増加した（6 件／ 83 件）
・高齢者や ADL に問題のある患者が多く、転倒転落のリスクが高い
・インシデント発生時発生後の記録が不十分で看護計画に反映されていない

【目標】	機会	脅威
【ビジョン】 患者・家族を第一に考えた看護 【X 年度 Y 病棟目標】 1）患者・家族の思いに寄り添った看護ケアを提供し、患者満足度を○○点にする 2）PNS マインドの充実を図り、お互いを高め合い職務満足度を○○点にする 3）退院支援看護師との連携を強化し、退院支援を○○点にする	A．積極的空床提供を始めて3年目になる。 B．空床提供により他科患者が増えた。（他分野の学習の機会となる） C．本年度、リーダー育成をする予定のスタッフが5名いる。 D．退院支援看護師がフロアに1名配属される。 E．他部署より部長、副部長が異動してくる。 F．キャリアアップの機会が多く準備されている。多くの選択枝がある。 G．PNS開始7年目となる H．看護研修センターが設置された。 I．病院経営目標として、各診療科3％収益増、退院支援機能強化、救急患者数200名増が提示された。 J．地域における人材育成事業がZ年度まで継続される。 K．電子カルテシステムがZ年1月にバージョンアップされ、標準看護計画が看護分類別から疾患別へ変更される。 L．接遇委員会が質向上委員会から独立し、患者サービスにさらに重点が置かれる。 M．やりがい向上委員会が立ち上げられた。 N．4年目看護師の地域包括ケア研修がはじまる。	A．○年に新棟への移転予定がある。 B．病棟再編がある。 C．特定協同指導受審予定 D．診療報酬改定がある。 E．救急部の空床提供が多く、退院困難なケースが多い。 F．病棟勤務医が少なくなった。 G．重要インシデントが増加している。（4件→11件） H．他病院へ整形外科患者が流出している。 I．高齢化の進行により認知症を抱えた患者が増えている。
強み	積極的攻勢	差別化
① PNS による業務改善が行われ、超過勤務が少なくなってきている。（○時間→○時間） ②リーダー業務のできるスタッフが増えた。（10名→13名） ③記録が書けている ④他部署経験のあるスタッフが増えた。（8名→10名） ⑤職満のスタッフの人間関係が全部署平均より高い。（Y 病棟 3.6　全部署平均：3.35） ⑥患者満足度調査で「プライマリー認知度」が高い（91.28％） ⑦退院指導が 100％行えている。 ⑧多職種カンファレンスが増えた（5件→13件） ⑨整形外科医師に在院日数短縮、DPC に関する理解が得られている。 ⑩在院日数が短縮している。（16.7 → 15.6） ⑪入院期間Ⅱでの退院が増えている。（30％→36％） ⑫看護スペシャリストコース受講者が1名いる。 ⑬病棟薬剤師がカンファレンスに参加している。連携がとれつつある。 ⑭精神科を除く全ての診療科の空床受入れの経験がある ⑮看護補助者がケア業務に参加している。 ⑯助手会が定着し、看護補助者の意見を取り入れることができている。 ⑰ PNS アンケートの結果が上昇した。（2.82 → 3.15） ⑱看護必要度が毎月 25％以上をクリアできている。 ⑲学生アンケートの結果が良い（3.89 → 3.93） ⑳看護必要度院内指導者が 13名いる。 ㉑職務満足度調査 63 項目中 51 項目が改善した。 ㉒病床稼働率が上昇した。（72.7％→ 89.2％）	⑧⑨⑩⑪DIN ・退院支援を積極的に行い、稼働率を維持し DPC Ⅱ期間での退院を目指す ・退院支援看護師を活用し、患者が安心して地域に帰れるよう支援する。 E①④ ・他部署の業務やPNSを参考に、業務改善やPNSの改善を行う。 ⑥⑦⑰G ・プライマリーケア、チーム力を強化し、PNSを充実させる。 C G I ②⑧⑨⑩⑪⑫⑳ ・看護実践能力を高め、患者の早期退院に繋げる。 ・医師や多職種と連携し、平均在院日数短縮、手術件数増に繋げる。 F H J M⑫ ・看護師の多様な活躍の場を知る機会を提供し、モチベーションを上げることができる。 L ⑥⑦⑰ ・プライマリーケアを充実させ、患者満足度を向上させる。	⑥⑧⑫⑬E I ・プライマリーを強化し、他職種と連携を図り、退院困難になりそうなケースに早期から介入する。 ④⑫⑬ 14 B ・病棟再編に向け、必要な知識や技術を習得する。
弱み	弱点克服・転換業務	改善・撤退
1．定年退職により助手が1名減った。補充の予定がない。（早出業務ができる助手が1名のみとなった。） 2．看護師経験年数5年目以下が 70％と多い。（35名中 25名） 3．職務満足度調査で「医師との人間関係」が低い。（Y2.85 →全体平均 3.02） 4．入院係をなくしたため、入院時のIC同席が減った。（V 年 82.25 → W 年　78.47％） 5．ケアカンファレンスの記録が不十分 6．看護管理者との人間関係が全部署平均値より低い。（Y2.51 →全体平均 3.19） 7．患者満足度調査で「ナースコール対応」が例年全体平均値以下である。（Y 3.67 →全体平均？） 8．患者満足度調査で「騒音に対する配慮」が例年全体平均値以下である。（Y 3.80 →全体平均？） 9．災害支援ナースがいない。 10．職務満足度調査で「変革力」が低下している。（2.84 → 2.09）	34 A ・医師を含む他職種との連携がスムーズに行えるよう、環境を整える。（他診療科の検査や治療、入院の流れを把握し、周知する） 178 B ・煩雑化した業務を整理し、落ち着いて業務が行えるよう環境を整える	F 11 ・業務整理を進め、負担軽減や効率化を図る A B 11 ・病棟再編、移転の為のコアメンバーを早期に決定し、準備を始める。 C 2 ・特定共同指導対策のコアメンバーをスタッフから選出し、各係ごとに対策を決定し実施する。 D 2 ・診療報酬改訂に関する学習会を行い、知識を得る。 G 2 ・学習会やカンファレンスを通して学びを深め、安全な看護を提供する。 E 5 ・ケアカンファレンスの情報がスタッフ間で共有、活用できるよう記録の充実を図る。（そのことで退院困難事例に役立てる）

図10 ● 戦略策定に望まれる「展開イメージ」

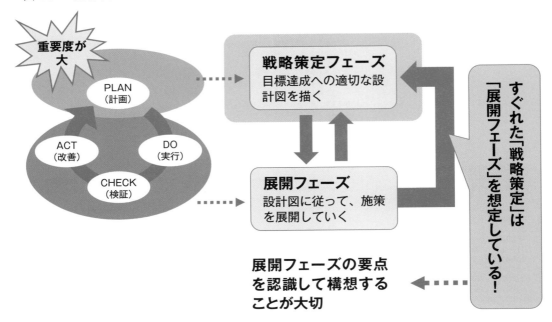

重要度が大

PLAN（計画）
ACT（改善）
DO（実行）
CHECK（検証）

戦略策定フェーズ
目標達成への適切な設計図を描く

展開フェーズ
設計図に従って、施策を展開していく

すぐれた「戦略策定」は「展開フェーズ」を想定している！

展開フェーズの要点を認識して構想することが大切

図11 ● 「戦略策定」の要件と「戦略策定」における失敗

●戦略策定は、以下の要素を含む必要がある
●いずれが欠けても、適切な戦略にはならない！

●前述の要件の不備が生むもの

A	**基本方針** ⇒基本となる考えが明確かつ適切である		A	基本方針が 不明確・ 不適切	●バラバラの行動⇒非効率 ●相反する施策⇒効果の相殺
B	**課題と施策** ⇒具体的な課題・施策が示されている	スタッフにとって「やるべきこと」が明らか	B	課題と施策が 不明確・ 不適切	●形式論⇒具体的成果にならない ●場当たり的施策⇒非効率
C	**資源配分** ⇒人や予算の使い方が明確かつ適切である		C	資源配分が 不明確・ 不適切	●資源不足⇒現場の負荷増大 ●ムリとムダ⇒非効率
D	**行動計画** ⇒手順、担当者、期限などが明らかである		D	行動計画が 不明確・ 不適切	●担当が不明確⇒誰もやらない ●期限が不明確⇒ズルズル

・フィジカルアセスメント能力不足によるインシデントが発生している
・PNS導入後、互いの確認不足、コミュニケーションエラーによるインシデントが起こっている
・年休取得が少ない（　5.78日　）
・病休が多い
・ラダーⅡ・Ⅲ取得のスタッフが少ない
・職務満足度調査にて看護ケアに自信がなく、患者・家族との関わりが低い結果であった
・職務満足度調査で変革力の項目が低い
・看護記録が不十分であり看護実践能力につながっていない
・看護計画追加・修正実施率が低い
・eラーニング受講者数が少ない
・整理整頓が習慣づいていない、5Sができていない
・入院が多く情報収集に時間がかかる
・患者退院アンケートの接遇に関するご意見が多くなった
・IC後の看護師の対応、看護計画の記録が不十分である
・日々のケア実施入力項目の追加・修正ができていない

　上記は、ある病棟のSWOT分析シートの「弱み」の抽出です。みなさんは、どう思われましたか？　「多い」「少ない」「低い」「～がない」「不十分」という表現が多く使われています。これらの評価はすべて**感覚的、主観的**なものです。本当に多いのか、少ないのかは、まったくわかりません。事実に対するエビデンス、数値、比較するものが記載されていないものがほとんどです。「弱み」と評価、判断した以上は、エビデンスが不可欠です。せっかく「患者・部位誤認インシデントが増加した（6件／83件）」「年休取得が少ない（5.78日）」と数値が入っているものもありますが、比較するものがないため、本当に弱みなのかと疑問がつきます。SWOT分析は、自分だけわかっていればよいというものではありません。増加したとするならば、どれだけ増加したのか、前年や他部署の数値も記載すべきです。さらに、「病休が多い」や「入院が多く情報収集に時間がかかる」と師長の愚痴ともいえるものまでが弱みに入っています。これでは、とても分析とは言えません。クロス分析する以前の問題ですが、実は、このタイプの弱み抽出が最も多いのです。

☑ 事例2　A病棟の強み欄

＜強み＞

・リーダー会を行い、タイムリーに病棟の問題点の抽出・対策を行っている

・短期間入院患者が多い

・IC同席率が上昇してきている（92.75％）

・病棟の職務満足度が高い（3.14/ 全体3.12）

・臨床指導の研修受講Ｎｓ．が2名いる

・移植カンファレンス（医師・看護師・栄養士・薬剤師・ＰＴ）が開催され移植患者に対する情報共有ができている

・補完への業務委譲がスムーズに行えている

・化学療法後の一時退院が定着した

・血液・膠原病内科のカンファレンスに参加し、化学療法患者の情報交換の場ができた

・災害支援ナースが2名に増えた

・学会入会者が増えた（9件）

・ケアカンファレンスが定着し、情報共有が図れている

・造血幹細胞移植看護育成研修参加者が2名いる

　強みも同様に、「多い」「増えた」「定着した」「スムーズ」という、感覚的・主観的な評価が目につきます。「リーダー会を行い、タイムリーに病棟の問題点の抽出・対策を行っている」については、おそらく他部署でもリーダー会はやっているでしょうし、タイムリーに病棟の問題点の抽出・対策を行っているはずです。よほど質の高いリーダー会であればともかく、普通に開催されていて通常業務と言えるようなものは強みに入れることは避けましょう。この中で、エビデンスがあって客観的な評価から抽出したものは、**「病棟の職務満足度が高い（3.14/ 全体3.12)」** のみとなります。

　ここで注意してほしいのが「カンファレンス」です。カンファレンスの主催者がどこの部署（または誰か）によって、内部環境ではなく外部環境になることもあるからです。主催が医局（医師）など、自部署以外の動向は外部環境に入るのです。「移植カンファレンス」「血液・膠原病内科のカンファレンス」が、医局（医師）主催であれば、自部署の外の動きになりますので、外部環境（ここでは機会）に入れるのが適切でしょう。

☑ 事例3　B 病棟の機会欄

・**空床活用が増え、多様な疾患についての学びの機会が増える**
・TAVI 手術の導入が予定されている
・入院前カンファレンスの開催・充実
・**診療科の編成があり、より専門性が高められる**
・新人看護師が 5 名入職する

　外部環境は、強みや弱みに比較して抽出される数がぐっと少なくなるのが一般的です。B 病棟では機会が 5 つしか出されませんでした。「空床活用が増え、多様な疾患についての学びの機会が増える」については、純粋な機会の表現ではありません。エビデンスを入れて「空床活用が増えている」を抽出します。

　「多様な疾患についての学びの機会が増える」は、「空床活用が増えている」からの主観です。これは事実ではないため機会には入れるべきではないでしょう。「診療科の編成があり、より専門性が高められる」も同様です。外部環境の事実は、「診療科の編成があった」です。「より専門性が高められる」は主観です。いずれも機会に入れるのは NG です。「入院前カンファレンスの開催・充実」はどうでしょうか？　開催は客観的事実ですが、充実は主観的評価です。ここでは、「入院前カンファレンスの開催」を機会として捉えます。

☑ 事例4　C病棟の脅威欄

・11月に病棟移転がある
・収益5%アップが目標となっている
・婦人科の木曜日の手術枠が増える
・経験年数の少ない医師が多い

　C病棟でも、脅威が4つしか出されませんでした。しかも、「11月に病棟移転がある」と本当に脅威なのかと疑問符がつくものも入っています。「婦人科の木曜日の手術枠が増える」については、捉え方によっては機会とも考えられます。気になるのが、「収益5%アップが目標となっている」を脅威に入れた師長の思いです。師長は管理職であり、経営管理側の職員のはずです。病院の方向性について理解し納得し、協力しなければならない立場です。収益アップを脅威と捉える師長について、スタッフたちはどう思うでしょうか？見直しをしなければならない点です。そして、数も問題です。4つしか抽出できないのでは、外部環境の変化に対してアンテナを張っていないと思われても仕方ありません。ぜひ、情報をキャッチする感度を上げてほしいと思います。

☑ 事例5　D病棟の機会×強み欄

　D病棟は、機会が11、強みが23も挙げられています。機会を10以上挙げている分析は、あまり見かけません。かなり頑張って考えたことがうかがわれます。ただ、そこまで抽出しているにも関わらず、機会×強み欄では、

・記録の充実と看護の質の向上
・多職種連携の強化

と、2つしか課題が上がっていません。しかも、どれとどれをクロスしたかが明記されていません。また、記録の充実、看護の質の向上、多職種連携の強化などは、あえてクロスさせなくても、考えつきそうな内容です。強み、機会の抽出だけで満足しているのかもしれません。たくさん抽出できただけに、もったいないクロス分析です

　よく見ると、機会に「特定共同指導受審を迎えるにあたり、業務の見直しや、記録の充実を図ることで看護ケアの質を高めることが出来る」と「～し、～する」という表現が出てきました。これは、本来はクロス分析にあるべき内容です。それも、表現からは「機会×弱み」とも捉えられます。業務の無駄や記録の質低下という弱みがあるのだろうかと推察できます。この機会の一番目の文章はある意味、戦略にもなっています。機会欄にクロスした内容を書いてしまっているのです。おそらく、頭の中で戦略を描いて、そのまま機会に書いてしまったのでしょう。ここでの機会は、単純に「特定共同指導受審」とするとよいでしょう。

　また、このシートでは、機会、強みともにカンファレンスについての記載があります。もともとあったカンファレンスの強みを、機会を捉えて、さらに質の高いものにできるチャンスが来ているのに、その発想がありませんでした。強み・弱みの抽出時点で、何とクロスさせようかと意識しておかないと、このような分析になってしまうことがあります。

　網羅的に、強み・弱みを出していくと、こういう結果に陥りがちです。強み・弱みが多く出されると、クロスするだけで時間がかかります。ピンポイントでのクロスに困って具体的に考えられずに、最大公約数的な、記録や看護の質、多職種連携という表現になってしまったのでしょう。

CROSS 分析	機会（追い風・チャンスとなるもの）
	a. 特定共同指導受審を迎えるにあたり、業務の見直しや、記録の充実を図ることで看護ケアの質を高めることが出来る
	b. 肝疾患拠点病院であり肝疾患の最新治療や治験を学ぶことができる。
	c. IBD チーム会が発足し、他院と連携できる。
	e. 空床・特室・差額室利用により他科疾患を学ぶ機会が多い。
	f. 退院支援看護師との共同で早期退院が期待される。
	g. 緩和ケア認定看護師や薬剤師を含めたカンファレンスを行っている。
	h. 外来との癌看護入院前カンファレンスが始まる。
	i. 地域における人材育成支援事業が今年度も継続される。
	j. e ラーニング研修の機会がある
	k. 管理者研修の機会がある
	l. 接遇向上委員会が設置された

強み	積極的攻撃
1. 新規入院患者数が前年度比 118.9% であった（853 → 904 → 1075 人）。	・記録の充実と看護の質の向上
2. 医師・看護師合同の病棟カンファレンスがあり、意見交換の場がある。	・多職種連携の強化
3. 職務満足度では平均値が上がった（3.11 → 3.32、前年度比 106.8%）	
4. スペシャリストコースを受講した看護師が 2 名いる。	
5. 多職種による IBD チームを結成したことで、質の高い看護の提供に繋げることが期待される。	
6. 病棟薬剤師が 2 名おり学習会やカンファレンスの機会がある	
7. プライマリーの認知度は、前年度 73% から 80.1% へ上昇した。	
8. 肝疾患拠点病院として、ネットワーク研修参加の機会がある。	
9. スタッフによる IC 後の記録監査が定着し、同席できなかった場合の IC 同席後の反応の記録が増えている。	
10. 毎月看護補助者との話し合いを持っている	
11. 平均在院日数が前年度 15.75 日から 14.27 日 (-1.48) へ短縮した	
12. 病床稼働率が 92% から 89.3% へ上昇した	
13. 土日の PNS チームごとのケアカンファが定着した	
14. 外来とのカンファレンスの予定をしている。	
15. 内視鏡検査に精通した副看護師長が異動してきた	
16. PNS タイムラインが定着しつつある	
17. ラダーⅡ取得者 6 名、Ⅲ取得者が 8 名いる 今年度ラダーⅡ取得予定者が 3 名、Ⅲ取得予定者が 2 名いる。	
18. 部署急変時シミュレーションを 3 回実施した（昨年度 1 回）	
19. IC 同席後の看護計画修正率が 25 から 49% に上がった	
20. PNS の学習会を実施した	
21. 看護助手業務の見直しを行った	
22. 転倒インシデントが前年度 13 件から 11 件に減少した。	
23. 退院支援専従看護師が配属された。	

COLUMN
SWOT 分析 匿名お悩み座談会③

☑俯瞰力を身につける

A さん：外部環境を考えるのが苦手という人が多いということですが、私も含め、周囲の師長に聞いてみると、強み・弱みの情報を出すのはあまり苦労しないが、機会・脅威といった自部署からちょっと遠くなる情報というのが取りにくく、また、しっかりと分類できているのかという不安の声が多く聞かれました。このあたりをうまく行うポイントなどはあるのでしょうか。

河　野：やはり看護師は目の前の看護に集中しますから、俯瞰するのが苦手になる傾向はあると思います。さまざまな病院でSWOT分析の研修を行っていますが、機会・脅威はたしかにパッとは挙がってきません。10個ぐらい出してくださいねとお願いしますが、5個書ければ優秀な方ですね。

　これは俯瞰力を鍛えるしかないのですが、一朝一夕に力はつきません。先ほど述べたような情報共有の場を設けることで、情報がキャッチできるとともに俯瞰する力もついてくると思います。地域連携室など、病棟以外とも情報共有の場を作ると視野はさらに広がっていきます。

D さん：俯瞰する力については、看護部長が師長にどうコミットするかが大きく影響すると思います。サードレベルになると、病院の経営に参画しながら地域のなかでどう貢献するのかという学習過程がありますが、看護部長の立場から見た地域分析を師長と共有していくことが求められると思います。病棟単位でSWOT分析を行う前に、看護部長による地域分析という情報が提供されれば、師長が自部署の機会・脅威を考える材料として大いに役立つはずです。

　実際、私が参加している看護部長のグループチャットでSWOT分析についての課題を聞いてみたところ、看護部長として自分の分析をどう発信すべきかを課題として捉えている人も少なくありませんでした。もし上から発信されないようであれば、「看護部長さんが捉えている、病院の立ち位置や外部環境、機会、脅威ってどんなものがありますか？」などと、自分から聞いてみてもいいかと思います。

河　野：看護部としてのSWOT分析も、当然大事ですね。そこを抜きにして、師長さんの視点だけでSWOT分析をしようとするとハードルはあがります。組織として取り組んでほしいところです。ただ、残念なことに部長さんもSWOT分析が苦手で、師長任せ、研修も外部研修のみという風潮もあるようです。

　最初に、見よう見まねでという言葉も出てきましたが、やはり管理者もベースとなる教育を受けていないので、SWOT分析を行えと指示されても困って

しまうのが実情でしょう。自助努力でなんとかしている人もいるでしょうが、やはり、仕組みをつくることが大事だと思います。

☑仕組みのなかで SWOT 分析を行う

Cさん：仕組みとは、具体的にはどのようなものでしょうか？

河　野：ほとんどの病院で目標管理を行っているでしょうから、まずは、目標管理とセットで行う形がよいのではないかと思います。目標管理のキックオフミーティングとして、現状分析、SWOT 分析を行ってみるといいでしょう。先に述べたように外部環境の共有会などでブレーンストーミング的に意見を出す、こんな指標が使える、看護部長はこう考えているなど、情報を集めた上で、副師長や主任さんたちと自部署の強み・弱みを考えることができる形をつくる。仕組みとして SWOT 分析を行えるようシステムを整備することはとても大切です。仕組みがないと、最初に出てきたように、なんとなくで SWOT 分析を行ってしまいがちです。もし、仕組みがないようであれば、看護部長も巻き込んで仕組みの構築から取り組んでもよいと思います。

Bさん：ここまでお話を伺って、これまでは SWOT 分析を行ったら、そこでおしまいとしていたのですが、自分はこう考えたが副部長や部長はどう考えるのかなど、もっと積極的に意見交換をしてもよいのかなと思いました。そうすることで SWOT 分析のブラッシュアップも分析の質も向上していくことができるのかなと感じました。

河　野：そうですね。副部長、部長と相談するのは、上司から師長へのサポートという側面もあるので、一緒に考えてもらうのは効果的だと思います。

Dさん：上に見せるだけでなく、スタッフにも開示したいですよね。スタッフは業務のなかでいろいろと感じていることがあるので、スタッフからの意見には非常に納得させられることが多々ありました。師長の立場でみると強みですが、スタッフからすると弱みということもあったり、逆にスタッフが機会と思うところが師長からは脅威に見えていたり、そうしたギャップを埋めるなかで有益な話し合いができたということを経験しているので、部下に開示しての話し合いも個人的にはおすすめです。上手にスタッフを、特にチームリーダーを巻き込むことができると、部署は大きく変わることを実感しています。

河　野：ほかの人にも見てもらう、すなわち客観的に見ることは非常に大切で、師長だけで行うと主観的になりがちですから、スタッフから見たらどうなのか、あるいは患者さんから見たらどうだろうと、客観性を持たせるのはとてもよいことだと思います。同じことでも、強みになるか弱みになるか、機会になるか脅威になるかは見方次第というところもありますので、多様な視点からの検討は重要ですね。

Bさん：データ（数字）ですら、どう捉えるかで意味合いが変わってきますよね。た
とえば、自部署の褥瘡の発生数が今月は先月と比較してだいぶ増えた、その場
合、なにか対策を検討するとの考えになると思いますが、DiNQL でベンチマー
キングしてみると、実は多い月でも他と比べると少なかったということもあり
ます検討すべき課題か、問題視する必要はないのか──データを見るときにも、
自部署というミクロな枠組みで考えるのか、もっと大きな視点で他と比較する
のか、捉え方次第で取るべき行動も変わってくるなと思うことがあります。

河　野：数字は絶対ですが、優劣は比較対象次第で変化します。おっしゃるように捉え
方で意味合いは変わりますが、比較ができるので、基本的には数値で捉えられ
るようにするのがよいと思います。

Cさん：ただ、規模の小さな病院ではデータを取るのもなかなか難しいところがあり
ます。

河　野：なんでもかんでもデータを取ろうとすると途方もない労力がかかります。なん
のためにという目的を見据えてデータを収集するのが大切です。管理者であれ
ば看護の質を高めることが責務ですので、現状がどうなっているか・どう変化
しているのか、SWOT 分析とは関係なく、月単位でチェックできるようデー
タを蓄積する体制を構築する必要があるのではないでしょうか。

Dさん：毎月データを取るのは大変ですが、役立ちますよね。入退院のデータなどを
毎日表計算ソフトに入力していたことがあります。情報部が出してくれるデー
タはリアルタイムの数字ではないので、今、感じている問題を考える材料とし
てはあまり役立たないケースもあります。日々、データをトラッキングしてい
く大切さを感じた経験でした。業務との両立が悩ましいですが…。

Bさん：データ収集ということでは、二年ほど前から、術後せん妄に着目してデータ
収集を行っているのですが、まず、せん妄の発症なのかどうかを判別するのが
難しいと感じています。せん妄の症状がひとつでもあればせん妄とするのか…
データを峻別する定義が大事だなと思いました。せん妄の発症要因──どのよ
うな患者さんにせん妄が多いのかという関連を見ようと考えたとき、術後疼痛
がうまくコントロールされていない、全身麻酔をかけた、ベンゾジアゼピン系
の薬剤を使ったなどの情報を現場で取っていかないと、ほかの部署で集約して
データ化するのは難しい。そのデータ収集作業を病棟で一年間行いましたが、
本当に大変で、果たしてこれだけの労力に見合うことなのかと疑問に思う瞬間
もありました。ただ、せん妄の発症は患者さんの術後の回復に大きく影響する
ので、大事なことだとがんばってやってみると、認知機能が低下している方や
脳血管障害をもつ方に発症者が多いなど、やはり見えてくるものがありました。
数字が根拠としてあるので、スタッフに伝えるときにも「こうした人は発症リ
スクが高いから注意して」と早めに対策を取ることができ、質の改善にはつな
がったと思います。

Ｄさん：電子カルテにせん妄評価スケールを取り入れることができれば手間を減らすことも可能かと思いますが、そのためには評価スケールの勉強会をする必要もあって、どちらにしろ負担は大きいですよね。

Ｂさん：私の病院では記録からのデータ抽出も依頼すれば行ってくれるので、その点はありがたいですね。記録はデータの宝庫なのですが、その前にしっかりと記録を取れるようにスタッフを教育する必要もあるので、なかなか悩ましいですね…。データ収集は教育もセットで行わないと難しいなと感じています。

Ａさん：SWOT 分析の前提となるデータ収集の難しさがあるわけですね。

河　野：さきほどなんでもかんでもデータを取るのは大変と述べましたが、効率的にデータ収集をするには仮説を立てることが大切です。こうなればこうなるのではないか、これが原因でこうしたことが起こっているのではないか——このような仮説を立てるのは一つのやり方だと思います。先ほどのせん妄の例で言えば、この種類の薬を使っている人に発症が多いのではないかと仮説を立て、それに必要なデータに絞って取るわけです。臨床現場にいる方たちは、なんとなく原因がわかっていることがよくあります。まずはそこから仮説を立ててみます。漫然とデータを取ろうとすると、大変な労力がかかりますから、こうした、いわば仮説立案力は目標管理や指標開発などの大事な要素となります。

Ａさん：仮説立案力を鍛えるにはどうすればいいのでしょうか？

河　野：仮説立案力は、一言で表せば直感です。看護師さんの感覚は鋭いものがあるので、アセスメント力も鍛えながら、「こうではないか」という感覚も看護管理に活かしてもらいたいと思います。

Ｄさん：たしかに経験のなかで培ってきた力ですから、エビデンスも大切ですが、直感ももっと大事にしていいのかなと思います。

河　野：直感がもし間違っていたとしても、候補がひとつ潰せるわけですから、間違っていたということも重要な事実になります。結局は、日々のこうしたマネジメントが SWOT 分析の質とリンクしているのだと思います。逆に言えば、普段のマネジメントがしっかりできていないのに SWOT 分析だけをちゃんとやろうというのは無理があります。SWOT 分析はきちんと活用できれば、改善すべき点を明らかにすることができ、理想の病棟の姿に近づくことができます。視野を広く持ち、柔軟な考えで、ぜひ SWOT 分析を業務に活用していただきたいと思います。

4章

成功例に見る
SWOT分析・クロス分析の効果

4 成功例に見る SWOT分析・クロス分析の効果

1 異動初年度の部署目標設定にSWOTクロス分析を活用した事例

NTT東日本関東病院　看護師長　村岡修子

☑部署目標を設定する際のポイント

　2018年4月、私はNTT東日本関東病院（以下、当院）の看護情報システム担当からハイケアユニット（以下、HCU）へ異動になり、同時に主任から看護師長になりました。看護情報システム担当は、教育支援開発担当や医療安全管理室勤務の看護師などと同様に、看護部の中央部門に位置づけられている部門です。一方、HCUは稼働病床数16床、看護師数31名（看護師長を除く）が勤務する病棟で、2013年に病院に新設された病棟です。

　当院の看護部では、毎年4月に部署の目標を設定しますが、そのためにまずは部署の現状把握が必須です。しかしながら、私は、臨床現場から4年離れていた上に、新任看護師長であったため、部署の情報を自分一人で収集することに限界を感じていました。具体的には、他病院や他病棟と比較して、病床稼働率が低いことや新人の離職が多いことなどは数値として把握することはできても、それらの課題の深層を知ることは難しいと考えました。**部署の目標を設定する際は、課題の深層背景や解決に至らなかった理由などを多角的に把握する必要があります。そして、客観的な状況と根本に迫る内部課題を反映させた目標設定が部署の課題を解決に導くポイント**と考えます。

　そこで、部署の目標設定にSWOTクロス分析を用いることにしました。手順としてSTEP1からSTEP4の4段階を踏んで、進めていきました。

☑ STEP1：現状把握

　STEP1では、データの確認、看護実践の観察、内部のヒアリングから現状を把握しました。確認するデータには、経営指標や医療安全に関する指標、職員満足度や患者満足度（現在は、ペイシェント・エクスペリエンス）の結果などがあります。経営指標には、病床稼働率や回転率、1ベッド当たりの入院単価などがあります。また、医療安全に関する指標には、転倒転落や患者の識別間違いなどのインシデントの発生件数があります。これらの指標は、医療安全管理室の報告資料から確認できます。一方、職員満足度や患者満足度は、年に1回病院が実施しているアンケート結果から把握できます。

①データによる現状把握

　データを抽出する際は、必要なデータがどこを見れば確認できるか、誰に聞いたら答

えてくれるかを知っていることがポイントになると思います。

　HCU へ異動する前に所属していた部署では、業務のひとつに、品質維持・改善のためのデータ抽出と分析がありました。私はその部署に 4 年間勤務していたため、病棟の運営状況を知るために必要なデータが病院のどこにあるか、おおよそ見当がつきました。また、当院には部署目標を記載する決められたフォーマットがあったため、前年度の部署目標の評価からもデータを確認することができました。

　確認したデータから、HCU の課題は、病床稼働率が低いこと、新人の離職率が高いこと、スタッフの研修参加が少ないことの 3 つにあると考えました。部署が新設された 2016 年から 2017 年までの病床稼働率の月平均は 65.8%、新人の離職率は、2016 年度、2017 年度ともに 66.7%（2 ／ 3 名）、2017 年度の看護師長と看護主任を除くラダーレベル Ⅲ 以上 27 名の研修参加は延べ 5 件でした。

②看護実践の観察

　看護実践の観察に際し、スタッフの看護実践能力を職員スキル管理システムから事前に確認しました。当院では、看護実践を「基本的看護技術」「基本姿勢と態度」「管理的側面」の 3 つで評価しています。2017 年の評価結果から、HCU のスタッフの強みは「基本的看護技術」であり、弱みは「基本姿勢と態度」の " 生涯にわたる主体的な自己学習の継続 " と「管理的側面」の " コスト管理 " にあることがわかりました。項目は、A、B、C、D の 4 段階で評価するのですが、どちらの項目も A 評価者は 2 名でした。

　看護実践を観察する際のポイントは、スタッフの弱みではなく強みに目を向けることだと思います。観察中に素晴らしいと思ったケアは、「今のケアはとってもよかった」「患者さんは〇〇さんのケアに感謝していたよ」など声をかけました。観察した結果、看護実践能力は、看護実践評価結果から推測した強みと弱みと大差ありませんでした。HCU は、診療科や治療を問わず多種多様な患者が入院します。その患者をケアするためには、幅広い知識と技術が必要になります。HCU のスタッフの多くは、その知識と技術を十分持っており、安全にケアを提供していること、自分の仕事に責任をもち業務を完遂していることを観察から把握できました。

　一方、弱みの部分である「管理的側面」において、特に、スタッフの気になった行動は、HCU への入退室患者の決定に関することでした。HCU の入室は基本的に診療科の医師が判定しますが、入室依頼のあった患者が現在入院している患者よりも軽症である場合や、複数の入院が重なった場合に受け入れを渋ることがありました。そして、HCU からの退室は、仮に「一般病棟では全身管理が難しいのではないか」と考えられる患者であっても、診療科の医師へ、その考えを報告せず、一律に退室させていました。退室患者の中には、昇圧剤が複数投与されているにも関わらず血圧のコントロールができて

いない患者や、手術後のバイタルサインが安定していない患者が含まれることもあり、そのような患者の中には一般病棟へ退室した後、心肺停止やショック状態によるエマージェンシーコールが発報され48時間以内にHCUに再入室する症例もありました。

③ヒアリング

　ヒアリングは、スタッフと1対1の面談で行いました。**面談では、スタッフの発言をより多く引き出すことがポイント**と考えます。質問は、オープンクエスチョンで行い、意見を否定せずじっくりと聞くようにしました。

　面談の目的は、スタッフが考える部署の課題と看護観を確認することです。私の看護のポリシーは、「患者中心のケアを提供することで、患者が安心・安全・安楽に入院生活を過ごすことができる」ことです。そして、「看護サービスは、患者からの問い合わせやナースコールが発報される前に提供することが望ましい」と考え行動してきました。そこで、これらの考えを、自分の部署のポリシーにできないか考えました。

　部署の目標達成は、スタッフの協力なしではなし得ません。自分の看護観を部署の目標にするためは、まず、自分とスタッフとの看護観に相違があるかないかを確認したほうがよいと思います。このようなことを考えながら、スタッフへ問いかけをした結果、スタッフと自分の看護観に相違はないと判断しました。「患者に対してどのようなケアをしたいと考えているか」という問いに対して、スタッフ31名中、14名が「患者が安心して入院生活を送ることができるようにケアをする」、6名が「患者の声に耳を傾け、寄り添ったケアをする」、4名が「患者の気持ちを尊重し、治療を意思決定できるように働きかける」と返答がありました。

☑ **STEP 2：SWOT 分析**

　分析の前に、病院の理念、目標、基本方針、事業計画、看護部の年間目標を確認しました。事業計画と看護部の年間目標は、4月に院長、事務長、看護部長から全スタッフに周知されます。

　SWOT分析では、まず、強み（Strength）、弱み（Weakness）、機会（Opportunity）、脅威（Threat）を分類しまとめました。次に、STEP1で得た弱みとSWOT分析から得た弱みの中で、掘り下げるべき課題をロジックツリーや氷山モデルなどの思考法を使って、課題の背景を客観的に整理することにしました。ロジックツリーとは、樹木の幹から枝分かれしていくように、ある物事や問題を要素ごとに分解して思考を整理するフレームワークです。一方、氷山モデルとは、表面に見えている部分を問題の一部と捉え、表面に見えない問題の深層となる背景を「できごと（問題）」、「行動」、「構造・しくみ」、「意識・無意識の前提」から整理する方法です。

①**外部環境の分析**

　外部環境は、部署の成長や成功にとっての善し悪しを考え整理しました。具体的には、プラス要因（善）であれば「機会」、マイナス要因（悪）であれば「脅威」に分類しました。また、PEST（政治：Political、経済：Economics、社会：Sociological、技術：Technical）を意識し、網羅的に項目を抽出できるように意識しました。

ⅰ）**機会：Opportunity**

　「機会」として、院内・院外の研修に参加するための機会が多いこと、教育費が予算化されていることを挙げました。当院では、院内研修プログラムや院外での研修を代替研修とするなどラダー別の研修が整備されています。代替研修受講者や学会発表者には、参加必要な費用の負担を看護部が行うなど教育費が予算化されています。このような研修や学会へ参加できる仕組みは、看護実践能力を強化し弱みを克服する機会と考えら

表1 ● 内視鏡診療・治療実績

	2015 年	2016 年	2017 年	2018 年	2019 年	2020 年
上部内視鏡	18,694	18,639	18,702	18,914	18,304	11,031
大腸内視鏡	8,505	8,421	8,935	8,664	8,348	6,215
逆行性胆管膵管造影（ERCP）	345	372	485	491	543	500
カプセル内視鏡	85	60	59	21	60	44
食道 ESD	258	304	305	345	343	282
胃 ESD	258	304	305	345	343	282
十二指腸 ESD		37	53	62	100	91
大腸 ESD	292	261	325	385	365	357
大腸腫瘍切除（ESD 以外）	1,607	1,330	1,988	1,901	2,399	1,966

れました。また、年間約 5,000 件の手術、年間約 19,900 件の内視鏡診療（それぞれ 2017 年度の実績）が行われていることも機会として挙げました。特に、後者は、日本国内でトップクラスの技術をもつ医師がおり、2017 年度の内視鏡的粘膜下層はく離術（ESD：Endoscopic submucosal dissection）の症例は年間約 800 件施行されていました（**表 1**）。また、2016 年から全身麻酔下での十二指腸 ESD 治療も開始となり、その数は増えると予測されました。さらに、2017 年度の一般病棟の重症度、医療・看護必要度は、一般病棟入院 7 対 1 基本料の基準値 25％ と比較して、月平均 30.2％ と高かったため、HCU の入室適応患者を増やすことができると考えました。

ii）脅威：Threat

「脅威」は、認知症患者の入院が増加していることを挙げました。内視鏡室で ESD を受けた多くの患者は、治療後一般病棟へ戻る運用になっていましたが、高齢で複雑な疾患をもつ患者や認知症患者は HCU で治療後管理されるようになりつつありました。高齢患者にとって、HCU への入室は、生活環境の変化からせん妄を誘発するリスクがあります。一方、認知症患者は、治療のために留置されている複数の点滴ラインやドレーン類を自己抜去することもあり、時には自己抜去を予防するために身体拘束をせざるを得ない状況も生じていました。また、病院の収支が赤字であること、HCU に常勤する医師がいないことも脅威として挙げました。一日あたりのベッド単価が高いのは、一般病棟よりも重症集中ユニットです。病院の赤字を黒字に転ずるためには、医業収益を上げる必要があります。そのためには、HCU の稼働率を上げる努力が必要です。しかしながら、常勤医師がいない現在の HCU では、スタッフは入室している患者の状態が悪化した場合や不足している点滴や処置などの指示を確認することに右往左往することもあり、安全なケアを提供するという看護の役割の妨げになっていると考えられました。

②内部環境の分析

内部環境の分析では、まず、スタッフ全員に対して、部署の「強み」と「弱み」を付箋に書いてもらい、ホワイトボードに貼ってもらいました。次に、病棟を担当する医師、薬剤師、医事担当から意見をもらい追加しました。そして最後に、看護主任、教育担当 WG のリーダー、チームリーダーと一緒に意見を整理しました。また、項目は 4 S（共通の価値観：Share Value、スキル：Skill、人財：Staff、経営スタイル：Style）を意識しました。

i）強み：Strength

「強み」には、看護師としての役割意識が高いこと、自己の業務に対する完遂力が高いこと、診療科や治療を問わず患者のケアできる看護師が多いこと、医療安全や感染対策に対する関心が高いことを挙げました。また、HCU で 5 年以上の経験をもつ看護師

図 1 ● ロジックツリー（Why ツリー）による分析

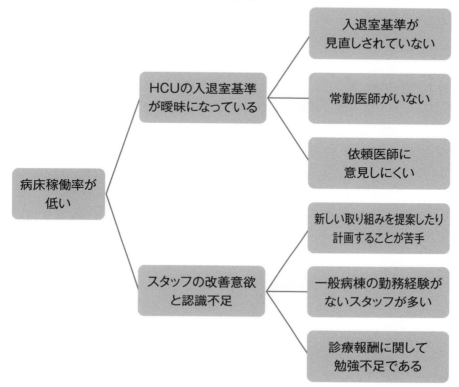

図 2 ● 氷山モデルによる分析

できごと(問題)	できごと （問題）	新人の離職率が高い
行動	行動	新人教育が担当者にまかせきりになっている （スタッフの他責行動）
構造・しくみ	構造・ しくみ	◇ 部署の教育体制が見直しされていない ・新人教育担当、部署異動者の教育担当など教育担当者が分割されている ・新人の教育方法が見直しされていない ◇ 「教育・指導」に関する院内教育を受けていないスタッフ（ラダーⅢ以上）が 3 分の 2
意識・無意識の 前提	意識・ 無意識の 前提	◇ 新人の教育は新人教育担当者の業務 ◇ 自分が担当する委員会や WG の業務は自分達だけで活動している ◇ 自分もケアに必要な知識と技術が不足しているので、新人に教えられない ◇ 自分もちゃんと教育してもらっていない

が全体の3分の2を占めることやICUやCCU勤務の経験がある看護師が全体の4分の1を占めることも強みに挙げました。そして、これらの強みは、急性期や周術期にある患者のケアを提供するために十分な看護実践能力をもつチームであることを認識することにつながりました。

ii）弱み：Weakness

「弱み」については、新人教育が担当者に任せきりになっている、自分の弱みを言語化したり助けを求めたりすることが苦手であることを挙げました。これらの弱みが新人指導に何らかの影響を与え、新人の離職率につながっていると推測できました。また、キャリアプランを立てて行動することが苦手、新しい取り組みを提案したり計画したりすることが苦手、部署異動を希望しないスタッフが多いことを弱みに挙げました。さらに、診療報酬に関して勉強不足であることや看護部や部署の目標に対する意識に個人差があることを挙げました。

③弱みの原因分析

SWOT分析では、弱みの真の原因にたどり着けるかがポイントと考えます。私は、看護実践の観察とヒアリング、そして弱みに挙がった項目から、HCUには、臨床経験5年以上の優秀なスタッフが多い一方で、変化や改革に消極的なリーダーが多いことに気づきました。また、他者の弱みを自分の強みで補完することが苦手で、特に委員会活動やWG活動にその傾向が顕著にみられることが分かりました。そして、これらの結果は、病床稼働率が低い理由（**図1**）や新人離職率が高い理由（**図2**）に関連していると考えました。

また、ラダーレベルⅢ以上のスタッフの研修参加が少ない理由として、キャリアプラトー現象が起きていると考えました。キャリアプラトー現象とは、キャリアプランが描けず、モチベーションをなくし、新しいことや面倒なことはしたくないという状況です。HCUは、2013

表2 ● SWOT クロス分析

内部環境	強み（Strength）
	1. 看護師としての役割認識が強い
	2. 自己の業務に対する完遂力が高い
	3. 診療科や治療を問わず患者のケアができる看護師が多い
	4. 医療安全や感染対策に対する関心が高い
	5. 委員会やWG活動が活発である
	6. HCUで5年以上の経験をもつ看護師が3分の2を占める
	7. ICUやCCU勤務経験のある看護師が4分の1を占める
	8. 他病棟と比較して残業時間が少ない
	弱み（Weakness）
	1. 新人教育が担当者に任せきりになっている
	2. 新しい取り組みを提案したり計画することが苦手
	3. 自分の弱みを言語化したり助けを求めたりすることが苦手
	4. キャリアプランを立て行動することが苦手
	5. 診療報酬に関して勉強不足である
	6. 部署異動を希望しないスタッフが多い
	7. 転倒転落インシデントが発生している
	8. 看護部や部署の目標に対する意識に個人差がある

年に病院に新設された部署です。スタッフは、これまで、ICU・CCU と一般病棟の狭間で入退室が曖昧なままでの運用、かつ常勤医師も不在の中、病棟の運営に貢献してきました。その中では、HCU に入室する患者のケアを優先して学ぶ必要があり、他の研修受講は後手になっていたのかもしれません。そして、開設から 5 年（2013 年から 2018 年）経過しやっと安定した運営になったと感じる現在の状況に安心し、新たな知識や技術を獲得することに興味をもてない環境になっていると考えました。

　面談で昨年一年間に研修を受講しなかった理由を質問した際に、7 割のスタッフから

外部環境	
機会（Opportunity）	**脅威（Threat）**
a. 院内・院外の研修に参加する機会が多い b. 教育費が予算化されている c. 年に 3 回部署異動の機会がある d. 院内留学の機会がある e. 年間約 5,000 件の手術が行われている f. 年間約 800 件の高度な内視鏡治療（ESD）が行われている g. 一般病棟の重症度、医療・看護必要度が 30.2%である h. ハイケアユニット入院医療管理料1を取得している	a. 高齢で複雑な疾患をもつ患者の入院が増加している b. 認知症患者の入院が増加している c. 医療の評価が医療安全の質重視になってきている d. 多様な価値観をもつ患者に対する対応時間が増加している e. 近隣に三次救急病院が複数ある f. 病院の収支が赤字である g. 診療報酬のマイナス改定が続いている h. HCU に常勤する医師がいない
機会×強み （積極的攻勢；機会に対して強みを活用する）	**脅威×強み** （差別化戦略；脅威に対して、強みで差をつける）
◇急性期・周術期医療に対応できる専門性の高い看護ケアの提供をできる看護実践能力を維持する（a,b×3,4） ◇侵襲性の高い手術や内視鏡治療を受けた患者の入室件数を増やし、患者が安全で安心した治療を受けられる入院体制を整える（e,f×3,6,7） ◇重症度の高い患者を HCU へ入室しケアを提供することで、患者の安全を担保するとともに、一般病棟の看護師の業務負担を軽減する（g,h×1,3,8）	◇高齢で複雑な疾患をもつ患者を HCU に受入れて安全なケアを提供できる環境を整える（a×3,4） ◇認知症患者を HCU に受け入れて安全なケアを提供できる環境を整える（b×4,5） ◇HCU 入室基準の見直しや医師との連携を強化することで、スタッフが安心してケアを提供できる環境を整える（f,h×1,3）
機会×弱み （弱点克服・転換；弱みを補強して機会をとらえる）	**脅威×弱み** （業務改善または撤退；脅威が弱みに結びつくリスクを避ける）
◇新人教育体制を再構築することによって、スタッフ全員が新人に教育的関わりをもつことができる風土を定着する（a,b×1,3） ◇院内外の研修に参加したり部署異動や院内留学の機会を活用し、スタッフのキャリア形成を促す（a,b,c,d×2,4,6） ◇診療報酬算定に関する知識を獲得することによって、組織経営に参画できる人財を育成する（a,b,g,h×5,8）	◇病院のビジョン、ミッション、看護部目標など組織の経営に関する関心や意識を高く持つことのできる部署の風土を醸成する（c,d,e,f,g×4,5,6,7,8） ◇PDCA サイクルを回し続けることで、インシデントや事故、クレーム発生を再発防止できる文化を醸成する（b,c,d×7,8）

「なんとなく参加しなかった」「今のままではだめだと思ってはいたけど、誰も研修を受講していなかったし、師長さんからも言われなかった」と回答がありました。

☑ STEP 3：SWOT クロス分析

表2に SWOT クロス分析結果を示します。**SWOT クロス分析のポイントは、自分の役割と責任で果たすべき戦略を導くこと**にあると思います。したがって、戦略を導く時は、"自分は部署をこうしたい"と主語を自分に置き換え考えました。

①機会×強み（積極的攻勢：機会に対して強みを活用する）

病院の仕組みである「院内・院外の研修に参加する機会が多い」と「教育費が予算化されている」を機会に、「診療科や治療を問わず患者のケアできる看護師が多い」と「医療安全や感染対策に関する関心が高い」を強みに挙げ、**急性期・周術期医療に対応できる専門性の高い看護ケアの提供ができる看護実践能力を維持すること**を戦略にしました。機会×強みでは、他に2つ、合計3つを戦略にしました。

②脅威×強み（差別化戦略：脅威に対して、強みで差をつける）

認知症患者の入院の増加は、脅威ではありますが、「看護師としの役割意識が高い」ことや「医療安全や感染対策に関する関心が高い」ことを強みにもっており、さらに「委員会や WG の活動が活発である（認知症ケア WG がある）」も強みにあることから、**認知症患者を HCU に受け入れて安全なケアを提供できる環境を整えること**を戦略の一つとしました。また、「病院の収支が赤字である」ことや「HCU に常勤する医師がいない」は脅威ですが、「看護師としての役割認識が強い」ことを強みにもっているため、**HCU 入室基準の見直しや医師との連携を強化することで、スタッフが安心してケアを提供できる環境を整えること**を戦略に挙げました脅威×強みでは、他に1つ、合計3つを戦略に挙げました。

③機会×弱み（弱点克服・転換：弱みを補強して機会を捉える）

「院内・院外の研修に参加するための機会が多い」と「教育費が予算化されている」を機会と捉えて、弱みである「新人教育が担当者任せになっている」と「自分の弱みを言語化したり助けを求めたりすることが苦手」に対して、**新人教育体制を再構築することによって、スタッフ全員が新人に教育的関わりをもつことができる風土を定着すること**を戦略としました。また、「部署異動」や「院内留学」を機会と捉えて、弱みである「新しい取り組みを提案したり計画したりすることが苦手」「キャリアプランを立て行動することが苦手」、「部署異動を希望しないスタッフが多い」を改善へ導く戦略が必要と考えました。機会×弱みでは、他に1つ、合計3つを戦略としました。

④脅威×弱み（業務改善または撤退：脅威が弱みに結び付くリスクを避ける）

　「認知症患者の入院が増加している」「医療の評価が医療安全の質重視になってきている」、「多様な価値観をもつ患者に対する対応時間が増加している」は脅威であり、さらに「転倒転落インシデントが発生している」「看護部や部署の目標に対する意識に個人差がある」という弱みから、業務改善の PDCA を回し続けることで、インシデントや事故クレームの再発生を防止できる文化を醸成することを戦略にしました。脅威×弱みでは、他に 1 つ、合計 2 つを戦略としました。

☑ STEP 4：目標設定

　SWOT クロス分析を行った後は、全体を俯瞰し重複している内容をまとめ、目標を設定しました。（**表3** ※具体的活動内容はそれぞれスケジュールを示していますが、ここでは割愛します）。**目標を設定する際は、緊急性、重要性、実現可能性の 3 つのバランスを考え、2 から 4 つ程度にまとめることがポイント**になると思います。目標は、看護主任、教育担当 WG のリーダー、チームリーダーと一緒に作成し、2018 年度の HCU の目標を下記の 4 つと定めました。

1. 重症（ICU・CCU からの転棟・院内急変による転棟）患者と救急入院患者それぞれの治療とケアニーズの違いを考慮し、対応できる病床運用に貢献できる病院指針とエビデンスに基づいたケアを実践することで、患者中心の看護を提供することができる
2. 病院指針とエビデンスに基づいたケアを実践することで、患者中心の看護を提供することができる
3. 他者の弱みを自分の強みで補完し、お互いに協力しあいながら、安心・安全・安楽なケアの提供とチーム医療の向上に寄与することができる
4. 日々の看護実践と委員会や WG の活動を通して、自分自身が組織の目標達成に貢献できていることを感じ、言葉で表現することができる

　部署目標に対する到達指標は、できるだけ測定可能な数値にするようにしました。その理由は、部署の弱みの一つに「看護部や部署の目標に対する意識に個人差がある」があったためです。この理由の一つには、説明不足や理解不足も考えられますが、看護師長の説明が不足していることや、設定した目標が不明瞭なことにあると考えます。したがって、**目標は、それを評価する到達指標を定め、到達指標は客観的に評価可能な項目にすることがポイント**と考えます。そして、**看護管理者とスタッフとの解釈に差が生じないように、工夫することが目標を設定する際のポイント**と考えます。

表3 ● 部署目標

目標	具体的活動内容	到達指標
【目標1】 重症（ICU・CCUからの転棟・院内急変による転棟）患者と救急入院患者それぞれの治療とケアニーズの違いを考慮し、対応できる病床運用に貢献できる	1）業務の標準化 ・救急患者応需率増に向けた受入体制環境の整備 ・手術患者増に向けた受入体制環境の整備	①救急入院患者受入時間（連絡から60分以内） ②オレンジBOX クレーム件数（0件） ③オレンジBOX 称賛件数（3件） ④入室後24時間以内のICU・CCU ステップアップ件数（3件以下／月） ⑤退室後48時間以内のHCU 再入室件数（0件以下／月） ⑥救急入院患者受入業務フローの修正 ⑦手術後患者受入業務フローの修正 ⑧HCU 入退室基準に該当する患者の受け入れ（100%）
	2）新スタッフ教育環境の整備 ・オリエンテーション資料の整備	①新スタッフオリエンテーション資料の作成
	3）記録基準に則った看護記録 ・クリティカルパスの適正運用	①クリティカルパスの運用（適応患者100%）
	・看護の専門性を残した記録記載	②部門システムの記録を病院の電子カルテへ移行 ③記録監査基準に沿ったアセスメント記録の記載（100%） ④退室時サマリー記録に吸引の頻度、嚥下の状況など重要なケア項目、実施したケアに対する評価記録を残す（100%） ⑤質監査の実施（1～2名／人／年）
【目標2】 病院指針とエビデンスに基づいたケアを実践することで、患者中心の看護を提供することができる	1）せん妄患者に対する安全・安楽なケアの提供 2）認知症患者に対する安全・安楽なケアの提供	①せん妄発症件数の低減（5件／月） ②治療以外の身体拘束数の低減（5件／月以下）
	3）BLS・ICLS取得・更新	①BLS 認定・更新（100%） ②ICLS 認定者（10名） ③ACLS 認定者（2名） ④BLS インストラクター（5名）
	4）褥瘡・医療機器関連圧迫傷発生件数の低減	①褥瘡発生件数（0件） ②医療機器関連圧迫傷発生件数（0件）
	5）IPSG1、3、5、6の達成 ＊IPSG：International Patient Safety Goals	①IPSG 1：患者間違い0件 ②IPSG3；タイムアウトの実施率100% ③IPSG5；手指消毒実施率100% ④IPSG6；転倒転落件数4件
【目標3】 他者の弱みを自分の強みで補完し、お互いに協力しあいながら、安心・安全・安楽なケアの提供とチーム医療の向上に寄与することができる	1）PNS運用の継続と補完の精神の浸透	②自分の強みと弱みを言語化できる ③自分の強みを他者にどのように提供できたか、弱みを他者からどのように補完されたかを言語化できる ④職務満足度の向上（「『私の職場では、立場や年齢に関わりなく自由に意見を言える雰囲気がある』（職員満足度調査）評価昨年度ポイント3.2より上昇（3.6ポイント）
	2）スタッフ全員が新人に教育的関わりをもつことができる風土の定着	①新人の予定外の離職率（0%） ②健康不良による予定外の休日取得日数（0日）
【目標4】 日々の看護実践と委員会やWGの活動を通して、自分自身が組織の目標達成に貢献できていることを感じ、言葉で表現することができる	1）病院経営への貢献	①超過勤務時間（8時間以下） ②超過勤務時間偏差（±10時間以下） ③祝日代休取得率（100%） ④年休消化数（20日） ⑤看護必要度（80%以上） ⑥病床稼働率（90%）
	2）院内外研修への参加	①院内・院外研修参加数（1回／人） ③ラダーレベルアップⅠ→Ⅱ（100%）、Ⅱ→Ⅲ（100%）
	3）院内外での研究発表	①院内研究発表数（5件） ②院外研究発表数（2件） ③キラリ★TQM 発表（3件）
	4）院内留学への参加	④院内留学参加数（3名）
	5）部署のWGへの参加とリンクナース会への参加	⑤部署内のWGへの参加とリンクナース会への参加率（100%）
	6）計画的ローテーションへの参加	⑥計画的ローテーションへの参加数（3名）
	7）患者・家族・同僚・他職種に対する対応の改善（コミュニケーション・身だしなみ）＜接遇＞	⑦接遇マナーの遵守率（特にアクセサリー装着数、白衣ポケットにハサミ・医療材が入っていない：0件）

　作成した部署目標は、病棟会や朝・昼の周知時間を使って、スタッフ全員へ説明し承認を得ました。説明の際は、目標を４つにした理由、部署の課題を伝えるとともに、全ての到達目標は必ずしも達成できるわけではなく、できるだけ到達目標に近づくように業務改善の PDCA サイクルを回し持続的な改善活動に参加するよう説明しました。例えば、褥瘡発生件数や患者間違いインシデント件数は理想値（例えば、褥瘡発生件数０件）になっているため、褥瘡リンクナースやリスクマネージャーを中心に改善活動を推進し続けて欲しいことを伝えました。

☑ SWOT 分析・クロス分析を活用した成果

　看護管理者には成果が求められます。成果とは、病床稼働率や離職率など数値で示される指標の達成に加えて、その背景にあるスタッフの成長とそれを支える組織文化の変革など目に見えない意識変容などの前進・改善をもたらし持続的に組織の理念の実現に向かうことを指します。看護師長は、ヒト、モノ、カネ、情報をマネジメントしており、この４つの視点から見れば、HCU の課題である病床稼働率が低いこと、新人離職率が高いこと、スタッフの研修参加が少ないことを部署の４つの目標の中に挙げてもよかったかもしれません。しかし、それでは成果は望めなかったと思います。

　今回、HCU が置かれている立ち位置を経営指標や医療安全に関する指標、職員満足度や患者満足度から把握し、そこで働くスタッフの看護実践状況や心情をヒアリングし、それを感情的な自己分析ではなく SWOT 分析を活用し整理しました。そして、部署の状況をシンプルに言語化し、客観的な視点で自部署の強みと弱みを洗い出し、そこから行うクロス分析によって取るべき戦略を組み立てることができました。また、SWOT分析とクロス分析を行うことを通じて、顕在化している課題のみに焦点を当てることなく「どこに向かって進むべきか」を考えながら、奥に潜んでいる課題の解決方法を探索し整理することができました。その結果、自部署の目標設定とスタッフが実践し到達するための目標を導き出すことができました。

　さらに、これらの一連の作業を師長単独ではなくリーダーと共同で行うことによって、部署の目標とその理解が進み、自分自身もスタッフも納得し、業務改善に向かう推進力に変わったと思われます。こうして掲げた目標に対してスタッフと共にさまざまな取り組みを実践した結果、月平均 65.8％であった病床稼働率は 92.5％へ上昇し、2018年度の新人の離職は０％（HCU へ２名配属）になりました。また、ラダーⅢ以上のスタッフは、自発的に１回以上研修に参加するようになり、院外の学会や部署異動へも自主的に参加するようになりました。

☑ SWOT 分析・クロス分析を活用した後の反省点

　最後に、改めて今回の取り組みを振り返ると、SWOT 分析・クロス分析を活用した目標設定や設定までのプロセスが、看護師長が変わった今でも持続的に行われているのか、発展しているのかが本当の成果ではないか、と考えます。

　また、HCU という部門は、他の急性期病院でも、その必要性や運営の難しさに課題があることが指摘されています。したがって、当院でもそのような背景を考え、HCU が機能的に作用しているかという視点で分析を加えることができていればよかったと思います。具体的には、上長である看護部長や副看護部長、経営状況を把握している事務担当者、HCU に関わる診療科の医師などと一緒に、HCU のあるべき姿を共有し、共有した内容を SWOT 分析の強み、弱み、機会、脅威へ反映させ、クロス分析するとよかったと考えます。そのような対応ができていれば、病院が求める HCU の運営にさらに貢献できると考えます。

2 ポジティブな視点で「強み」を探し、自院のよさを再認識してもらう

社会医療法人財団董仙会 恵寿総合病院 看護部長　本橋敏美

　社会医療法人財団董仙会 恵寿総合病院（以下、当院）では、法人として BSC（バランスト・スコアカード）を使った目標管理を導入しています。法人の方針のもと、当院でも 2017 年度から BSC を活用しています。

　病院としての BSC は毎年 1 月中旬頃に示され、それを受け、連鎖を意識して作成した看護部の BSC を 1 月末に提出する流れとなっています。BSC が作成される前、12 月中には法人が掲げる次年度の目標が示され、法人の部長クラスを集めての本部とのミーティングが行われます。その場で、看護部としての目標、戦略、そして思いを示すためにもミーティングまでに看護部のクロス SWOT 分析シートを作成して臨みます。BSC は、もともとが業績向上を目指した戦略を検討するツールですから、看護の質、患者に寄り添うといった数値で表現しにくい抽象的ですが大事にしたい思いを落としにくいように感じています。そのため、そうした看護部としての姿勢をクロス SWOT 分析シートで表現できるよう心がけています。

　クロス SWOT 分析を行うにあたっては、まず、看護部長である私と副部長たちで作成します。この段階では看護師長たちは参加しません。というのも、看護部という視点から考えるため、病棟という視点で考える看護師長とは、枠組みの視点が異なるためです。看護部長と副部長の立ち位置からは、看護部が内部環境、看護部以外が外部環境となりますが、看護師長の立場では、自病棟が内部環境となり、ほかの病棟は外部環境となります。

　作成後、看護師長たちに開示して意見をもらい、上記のポジションによる内部・外部環境の違いを意識しながら、有用な意見をフィードバックして完成させます。

　看護部のクロス SWOT 分析は、完成後に看護師長に下ろし、各病棟でも SWOT 分析を行ってもらいます。ここは当院の今後の課題ですが、看護師長によって SWOT 分析の理解度・活用度がまちまちであるのが現状です。

　看護部の SWOT 分析そのままのようなものもあれば、自分の部署を詳細に分析する看護師長もいます。冒頭に述べたように 2017 年から法人が BSC を導入し、BSC には落としにくい看護部の思いを表出するために SWOT 分析を取り入れた経緯があります。SWOT 分析を導入するにあたっては、2018 年に看護師長を対象とした院内研修を実施しています。看護管理者は、他職種と比べるとマネジメント教育を受ける機会が多く、他職種の部長クラスでも SWOT 分析をご存じないこともあり、比較すると看護管理者は SWOT 分析への抵抗感もなく導入自体はスムーズでした。ただ、実際に行ってみると、一度の研修だけで身につけるのは無理があります。なかには、認定看護管理者研修のファーストやセカンドで SWOT 分析を受講した人もいますが、座学で学んだだけでは身につくものではありません。2018 年の看護管理者研修として実施してから

は、SWOT分析の研修は実施しておらず、今後は、継続的にフォロー研修を行っていく必要があると考えています。

☑ 言語化するだけでも意義がある

　今述べたように現状の質はバラバラで、学びの途中にありますが、それでも作成することから得られるものは大きいと思っています。というのも、シートに文章化することで、各自が自分の頭のなかにあるさまざまな思いを言語化・アウトプットできるからです。また、フォーマルな場として設けているわけではありませんが、目標管理のために自部署のSWOTクロス分析をディスカッションして考えながら作成する場を、副看護部長が音頭を取り希望者を募って開催してくれています。

　こうした話し合いの場は、とても貴重だと考えています。自分1人でいくら考えても、どうしても限界があります。話し合うなかでは、新しい視点に気がついたり、考えるヒントをもらえることがあります。また、読者のみなさんも感じたことがあると思いますが、強みや弱み、機会や脅威は、見方次第で弱みだと思っていたことが強みになったり、その逆もよくあることです。大勢で話すことによって弱みだと思っていたことが、実は強みだったと認識できたり、自分では見えていなかった自部署のよいところ（強み）を、教えてもらえることもあります。

　また、看護師長たちに共通して言えるのが、外部環境を挙げるのが苦手ということです。一方、内部環境――特に弱み――は自部署のことですので、人数が足りない、1人ひとりの負担が大きいなど、どんどん出てきます。ただ、弱みばかりが挙がっているシートでは、見返したときにげんなりしてしまいかねません。自部署の強みを再認識してモチベーションも上げてくれるように、ディスカッションを通して発想の転換を経験してほしいと思っています。

☑ 「なにかいいところはないか」と意識して強みを探す

　看護部長として私が意識しているのは――性格的なものもあるかもしれませんが――物事をポジティブに考え・受け止めることです。SWOTクロス分析を行ううえでも、私が意識しているのは、まず、自部署のよいところ、すなわち「強み」から考えていくことです。そして、先に述べたように、弱みも見方や表現の仕方によっては強みにもなります。そうした点も意識しています。

　当院は、急性期の機能をもつケアミックス病院です。地域の高齢化率は高く、認知症を抱える患者さんも多く、治療だけでなくケアにも時間がかかります。一見すれば、弱みかもしれませんが、看護のやりがいという本質に関わるところでもあります。もちろ

ん、弱みは弱みとしてしっかり認識しなければなりませんが、スタッフは日々がんばってくれていますから、そうした点を強みとして表現したいと思っています。看護部長として、SWOT クロス分析のシートを看護師長が見たときに、「これが私たちの強みなんだ」と思ってくれるようにという気持ちを根底に持って作成しています。「なにかいいところはないかな」と考えることが、私の SWOT 分析の出発点となります。ポジティブな視点で自部署を評価する姿勢は、ぜひ看護師長たちも持ってほしいと思います。

☑ネットワークを通して外部環境の情報を得る

　病院で働いていると、どうしても病院外の情報は得にくくなります。当院は、法人として医療・介護・福祉の複合体「けいじゅヘルスケアシステム」という、地域包括的なヘルスケアサービスを提供しているため、医療以外の情報も入ってきやすいというメリットがあります。また、石川県看護協会の中部地区の活動が盛んで、そこでの研修で地域の病院の部長クラスの方々とのつながりから得られる情報もあります。また、日本看護協会の認定看護管理者研修のサードレベルを受講した際に知り合いになった、研修に参加されていた北陸三県の看護管理者の方々、また講師の先生方とは、折に触れて連絡を取っています。このインフォーマルなネットワークは情報を得るのに役立っています（情報収集が目的というよりも、看護部長は孤独な立場なので愚痴を言い合ったりなど、ストレス解消の意味合いが大きいです）。

　このようにフォーマル、インフォーマルなネットワークを通じて、外部環境分析に必要な情報を収集しています。看護部長クラスとなると、地域のなかでの戦略を練る必要もあるため、施策や地域の情報は必須です。広く情報が収集できるよう、さまざまなネットワークを広げていくことをお勧めします。

☑作成の実際

　当看護部の実際の SWOT クロス分析のシートを紹介します（前述のように、強みを多く挙げています）。S（強み）、W（弱み）、O（機会）、T（脅威）をクロスさせた基本通りのシートですが、左上の欄には年度の方針を記入しています。重要な部分は色文字としており、看護部の具体的な年間の目標として、①退院支援、②看護師の役割拡大、③高齢者看護の質の拡大、④医療、介護の情報共有を推進し、地域連携を推進する、⑤患者の声にこたえる、を掲げています。

　その意図を一部紹介しますと、退院支援は、国の動きもありますが、高齢患者が多いことから在宅へのソフトランディングは力を入れていきたいところです。また、看護師の役割拡大は、タスク・シフティングの推進もありますが、当院の人的資源である特定

行為研修を終了した看護師たちの力をもっと有効に使いたいという願いがあります。高齢者看護の質の拡大は、今はどこの病院もそうでしょうが地域の高齢化率が高いこともあり、高齢患者の割合が年々高まっています。認知症を抱えている方もいますので、通常の看護だけでなく、どう関わるかが大きなテーマとなっています。この部分の質を上げるのは喫緊の課題となっています。

項目によっては強み・弱みを行き来する

先に述べたように、強みや弱みは見方次第というところがあります。この分析においては、現在、S（強み）に分類されている「⑱多様な勤務形態に対応している」は、当初、W（弱み）に入れられていました。

というのも、日勤だけの人や短時間勤務など勤務形態を多様にしたことにより、一見、頭数は増えているものの常勤換算にすると減ってしまう状況になっており、多様な勤務形態が人手が足りなくなる原因という声もあがっていました。たしかに、病棟という視点から見ると、人手が足りなくなるのは困りますし、弱みに分類するのも頷けます。ただ、看護部という枠組みでみると、さまざまな働き方が選べることは就職希望者にとっては魅力ですし、労働人口が減少している社会情勢のなか、魅力的な職場を構成する要素として考えれば、むしろ強みになるとの議論を経て、Sに入れたという経緯があります。

悩んだのが、W（弱み）の「④看護職平均年齢40歳5か月（3年先までの60歳到達者19名）」です。ベテランが多いのは看護の質の担保につながり安心感があります。看護という観点からは、強みと捉えることも可能でしょう。ただ、当院は60歳での定年制を廃止したことにより、今後の平均年齢はあがっていくことになります。中堅看護師が少ないのは、先々を考えると、中核となる看護師の減少につながると評価し、Wに分類しています。

強みを活かした戦略を立てる

当院が自慢できることの一つに、豊富な研修が用意されていること、スキルアップの支援などがあります。ただ、皮肉なことに、これが若い看護師の離職につながっているという現実があります（W⑤）。もともと、金沢など大きな都市に憧れての退職に加え、看護師としてのスキルアップに興味がない人も一定数存在し、そうした人にとっては多く用意された研修は、むしろ面倒なことでしかないのです（この分析はT（脅威）欄の「⑦退職した看護職員の就職先には、近隣の慢性期病院、小規模病院がある」にあります）。

しかし、こうした「あまりがんばりたくない人」の退職を防止しようとすると、当院の強みである研修を減らすことになってしまいます。そのため、こうした離職者はやむをえないミスマッチとして捉え、むしろSO（積極的戦略、排他的な攻め）の欄にあるように、より看護の質を高める方へと舵を切っています。弱みを消すよりも、強みをよ

り強化する戦略を選択したということです。この選択は、近い将来、地域のなかで欠かせない社会資源としてより存在感を発揮した姿に結実すると信じています。

*

　看護管理者のなかには、SWOT クロス分析が苦手という人も少なくないと思います。私も自信があるとは言えません。ただ、一つアドバイスするとすれば、肩肘張らず、もっと気軽に作成にチャレンジしてみては、と思います。こうあらねばならないという気持ちで取り組むと、分析が行き詰まって苦しくなってしまいます。強みも弱みも、機会も脅威もあっちいったりこっちいったりするものです。自分の頭のなかにあるものをアウトプットしてみよう、ぐらいの軽い気持ちで取り組んでみるだけでも、新しいものが見えてくると思います。

【2022年度方針】　人を責めるな、しくみを責めろ

【あるべき姿】　住み慣れた地域で、納得できる高度な医療・手厚い看護・きめ細やかな介護サービスを受けられるようにする

看　護　部：　地域住民の目線で考える看護を常に意識します。ついで、入院環境によるADLの低下を生じさせない

[　目　標　]　地域密着型の医療体制に貢献し、安全で安心できる質の高い看護を提供する。

①退院支援　　　　　④医療、介護間の情報を共有し、地域包括ケアシステムを踏まえた地域連携
②看護師の役割拡大　　を推進する
③高齢者看護の質の向上　⑤患者の声にこたえる

内部環境分析

S　強み

①新卒後看護師教育が充実している
②資格取得者が多数いる
③認定看護師8種10名。認定看護管理者2名
④看護師特定行為研修修了看護師が26名
⑤無痛分娩・院内助産への対応ができる。アドバンス助産師4名
⑥院内抗がん剤投与実践研修あり、修了者54名（研修承認者含む）と化学療法患者への看護が手厚い
⑦退院支援看護師育成中、退院支援に興味を持つ看護師が増えてきた（2018年度より研修会カリキュラム実践）
⑧退院支援部門に専従看護師を配置することができた
⑨ケアミックス型病院であり、急性期～回復期、慢性期までの看護を提供している。提供できる
⑩訪問看護ステーション（H30.8月開設）があり、退院後の継続看護、在宅看護を実践している

⑪スキルアップ・資格取得・研修会参加等　支援がある。出張が認められる（学会発表含
⑫オンデマンド研修の体制が整っている
⑬院内看護管理者研修（2018年より）を実施、師長・主任としての資質の向上、意見換の機会を増やしている
⑭他職種の応援体制があり、病棟部門の戦力になっている
⑮看護部門に看護職のシステム対応者がいる
⑯ベッドコントロールの権限は、看護部に一任されている
⑰看護部新聞を毎月発行し、看護部門の情報を看護部間のみならず、他部門へも配信しいる
⑱多様な勤務形態に対応している
⑲看護学校生の実習を受入れている（専門学校1、大学1）
⑳病院長、診療部長、事務部長、本部長との情報共有ができている。相談内容、解決策対応が早い

【資格・認定・研修】
　自己血輸血認定看護師、輸血認定看護師名、ACLSコースインストラクター、ALSO JAPANインストラクター、医療安全管理者養成研修会、医療安全管理者養成講座、ICLSコースインストラクター、NPO日本食育インストラクター、看護職員認知症対応力向上研修、糖尿病療養指導士、医療メディエーターB、栄養サポートチーム専門療養士、介護支援専門員実務研修、がんリハビリテーション研修会、呼吸療法認定士、災害支援ナース、思春期保健相談士、消化器内視鏡技士、スポーツナース講習会、摂食・嚥下障害看護実践看護師、相談員研修会、ストーマリハビリテーション講習会、ピンクリボンアドバイザー初級、弾性ストッキングコンダクター、フットケア、糖尿病療養指導士、看護管理者教育課程ファーストレベル・セカンドレベル・サードレベル

W　弱み

①夜勤人員が不足しており。月平均夜勤回数が多い。
②夜勤看護師が減少してきている（核家族化、子育て世代の夜勤勤務に制限）
③職員満足度（R2年度）：やりがい6.5、興味・意欲的6.6、看護の質が高い6.3
④看護職平均年齢40歳5か月（3年先までの60歳到達者19名）
⑤看護師の離職率8.29%　R2年度（中堅看護師不足）
　若い職員の離職がある（分析：処遇、地域、業務量、スキルアップ、働き方、人事考課制度）
⑥看護部職員（看護補助者含む）の離職率5.2%
⑦看護補助者数が確保ができていないため、看護職への業務負担が増している。看護補助者の夜勤回数を減らし、日勤帯への戦力へシフトしている
⑧年休消化率が低い部署がある（バラツキある）
⑨目標管理評価者の評価基準にバラツキがある（師長・主任）
⑩次期管理職の希望者がいない（魅力を感じない）管理層が薄い

⑪データ分析力が弱い（ソフトを使いこなしていない）
⑫PX調査結果の分析が弱い（対策が遅い）
⑬院外へ、職員以外の看護職へのPR不足がある。看護部門のホームページ内容がリニアルされていない
⑭入院病棟のハード面での格差があり、転棟時の患者からの不満、働く職員のモチベーションの低下がある
⑮コロナ禍対応により、未就労NSの研修受入（R元年まで）ができなくなった

<table>
<tr><th colspan="2" style="text-align:center">外 部 環 境 分 析</th></tr>
<tr><th>O 機会</th><th>T 脅威</th></tr>
<tr>
<td>

能登中部医療圏、能登北部からの顧客
能越自動車道の開通（富山県からの顧客）
七尾市人口5.2万人。高齢化率37% 以上
けいじゅヘルスシステムがある（1患者1ID）
看護師特定行為研修施設である
職員の教育体制が整っている（BLS、ACLS
なども）、シミュレーションセンター
キャリアデザインプロジェクト
カルテコ（医療情報管理 Web アプリ）の導入。
院内無料 Wi-Fi。モバイル Wi-Fi

9、リモートアクセスにより、医師は病院以外で
　もカルテの閲覧が可能、患者把握や指示出し
　可能
10、近郊に看護専門学校が2校ある
11、人生 100 年時代、定年制廃止（R3 年）
12、労働改革（年休取得の義務化など）
13、R4 年度　診療報酬改定
14、JMIP 認証機関である（中国人看護師がいる）
15、コロナウイルス感染者の入院施設である
16、データ経営分析チームがある

</td>
<td>

1、半径 1.5km 圏内に公立の総合病院がある（地域包括ケア病棟、訪
　問看護ステーションあり）
2、医療圏の人口減少、少子高齢化率が全国・県内でも高い
3、老老介護、高齢者の独居が多い
4、高齢者の施設入所希望が多い。介護難渋
5、公共交通の便が悪い
6、看護補助者を募集しても応募がない
7、退職した看護職員の就職先には、近隣の慢性期病院、小規模病院
　がある
8、3病棟の老朽化（障害者病棟、産科病棟）

</td>
</tr>
<tr><th>SO（積極的戦略、排他的な攻め）</th><th>ST（差別化戦略、敵対競合との差別化）</th></tr>
<tr>
<td>

①× O1.2.3.4
登中部医療圏における急性期医療を担う為に、超急性期病床、急性期病床を保持し、急性期医療を実
施する。増収を仕掛ける。（運営、教育、地域連携のさらなる強化）
クリニカルラダーを活用し、看護実践を評価することで、看護の質を担保する

.⑮.⑯× O1.3.4.14
域医療の発展のために、総合病院の役割を理解し、看護外来を積極的に実施する

.⑯.⑯× O1.3.13.16
PC 系数を上げるたに、分析し積極的な取り組みを実施する。加算算定率目標を設定し取り組む。

.④.⑨.⑬.⑮× O5.13
療報酬改定による経営に影響をきたさないために、加算をしっかり算定する。しくみをつくる

.⑥.⑦.⑫.⑬× O5.6.7
修会の継続、e ラーニングを活用した学習により、看護の質を向上させる

.⑩× O3
域完結型医療へ対応できるように、在宅復帰の重要性と看護職の役割を理解できるように、看護職員の
識改革と実践を積み重ねる（退院支援の強化）

×× O15
ロナウイルス感染者入院連携施設としての役割を果たす

.⑩× O 3.4
齢者看護の質向上。ユマニチュード手法の習得

.⑪.⑫.⑰.⑱.⑲× O4.6.7.10.11.12
護職員確保のために、法人内に病院と施設があることをアピールし看護師求人を行う

.③.④.⑤.⑥× O5.6.8.9
護師の役割拡大、特定行為看護師の活用　・重症化予防・未病予防への看護支援を確立する
師の負担軽減策を積極的に実施する

.⑧.⑩× O3.4
宅支援を強化し、「ときどき入院、ほぼ在宅」を目指す。退院支援の強化、充実

</td>
<td>

S④.⑦.⑧.⑩× T 2.3.4.5
・けいじゅヘルスケアグループ内で最適な医療・介護・福祉・生活支
　援を受けることができる
・恵寿式地域包括ヘルスケアサービスの提供
・まちづくりへの貢献
・在宅看取り
・医療・介護施設間の情報共有を密にする

S⑨× T1
・回復期リハビリ病棟の機能を地域で活用する

S⑳× T 6.7
・看護業務内容の見直し、仕事内容の切り分けをし、新しい職種（分業）
　を雇用し、看護職の負担軽減を図る

S⑬× T 7
・看護記録の簡素化のためのしくみをつくる

S⑮× T 7
・看護職の業務量軽減のしくみを構築する。電子カルテ情報収集の簡
　略化

</td>
</tr>
<tr><th>WO（弱み克服策、焦らずじっくり改善）</th><th>WT（最悪事態回避・撤退、捨てるが勝ち）</th></tr>
<tr>
<td>

③.④.⑤.⑥.⑦.⑧× O1.3.4
全安心な看護を提供、時間外勤務の削減、パートナーシップマインドの確立のために、看護方式 PNS
定着と継続

①× O13.16
営分析手法を学習し、経営意識を向上させる

②× O1.3
X 調査のフィードバックと改善策の立案。PDCAサイクルをまわす。

.⑤.⑨.⑩× O7.11.12
理者の意識改革、生産性向上に向けた取り組み策で職員満足度を向上させる

.②.③.④.⑤.⑥.⑦.⑧× O10.11.12
イバーシティマネジメントでマグネット病院を作る　ワークモチベーションとワークライフバランスの向上

.⑦.⑬.⑲× O10.11.12
きたい職場としての PR を戦略的に実施する

</td>
<td>

W ⑭× T8
・入室者に喜ばれる病棟のアピールポイントを伝える。
・療養環境を整え、ハード面の破損がないことを確認する。
・職員が看護のやりがいが高まるような仕掛けをする

</td>
</tr>
</table>

5章

SWOT 分析以外の組織分析に
役立つフレームワーク

SWOT 分析以外の組織分析に役立つフレームワーク

SWOT 分析以外にも組織分析のツールはあります。ここでは、その中から代表的なフレームワークをご紹介します。

1 7S 分析

7S 分析は有名な外資系コンサルティング会社、マッキンゼー・アンド・カンパニーが提唱した手法で、組織を構成する要素を 7 つに分け、組織の問題点を多面的に洗い出すというものです（表 1）。7S の名称どおり、頭文字に S がつく要素を挙げています。戦略、組織、システム、価値観、スキル、人材、スタイルの 7 つです。うち、戦略・組織・システムは、ハードの S と呼ばれ、組織の構造に関するものを指します。また、価値観、スキル、人材、スタイルについてはソフトの S と言い、人に関する要素です。価値観は、ビジョンに置き換えてもよいでしょう。7 つの要素はそれぞれ独立しているわけではなく、影響しあいます。

表 1 ● マッキンゼーの 7S 分析と看護の分析例

ハードのS	戦略 Stategy	競争優位性を維持するための事業の方向性 分析例：質が高く、安全・安心で患者によりそう看護
	組織 Structure	組織の形態や構造 分析例：A、B、C 3チームによる PNS で看護を提供。師長をトップにして、副師長3人がそれぞれのチームを統括。チームリーダーを配する。安全、教育、業務と係を3つ置き、係活動も実施
	システム System	人事評価や報酬、情報の流れ、会計制度など、組織の仕組み 分析例：クリニカルラダーと目標管理制度でスタッフを教育。
ソフトのS	価値観 Shared Value	社員で共通認識を持つ会社の価値観 分析例：患者第一の部署
	スキル Skill	営業力、技術力、マーケティング力など組織に備わっている能力 分析例：協力しようとする意識が高く、チームワークがよい
	人材 Staff	社員や経営者など個々の人材の能力 分析例：3年目以下が全スタッフの 30%。認定看護師2人
	スタイル Style	社風や、組織の文化 分析例：何でも話し合える風土がある

　現状が分析されたら、問題を抽出します。そのうえで、ありたい7Sについても作っていき、組織を変革していくのです。ソフトの4Sは、変更しにくいと言われています。時間をかけて取り組む必要があります。

2 PEST分析

　PEST分析は、経営学者でマーケティングの第一人者である、ノースウェスタン大学ケロッグビジネススクールの教授 フィリップ・コトラーが提唱したものです。PESTとは、政治的（P＝political）、経済的（E＝economic）、社会的（S＝social）、技術的（T＝technological）の頭文字を取った造語で、マクロ環境を網羅的に見ていく

表2 ● PEST分析

要素	分析例
政治的	診療報酬改定、働き方改革　など
経済的	景気動向、経済成長率　など
社会的	高齢化、少子化、ひとり暮らし世帯の増加　など
技術的	オンライン診療、医療情報共有システム　など

ためのフレームワークです（**表2**）。PEST分析では、この4つの視点で外部環境に潜む、自組織にプラスないしマイナスのインパクトを与え得る要因を整理し、その影響度を評価していきます。SWOT分析で外部環境を考える際の整理の枠組みとしても活用可能です。PEST分析をしてから外部環境分析に移ることも一方法です。

3 BSC（バランストスコアカード）

　バランストスコアカード（Balanced Scorecard：以下BSC）は、直訳すれば「バランスの取れた評価システム」のことです。ハーバード・ビジネススクールのR.キャプラン教授とコンサルタントのD.ノートン氏によって開発された手法です。1980年

代、経営環境が激変し、米国の主要企業において伝統的な経営システムの破綻がみられていた中で、成功事例と失敗事例の分析をもとに1992年に発表した論文が出発点です。この論文が与えた影響は大きく、多くの企業が当初の「業績評価システム」としての位置づけから、「戦略実行のためのマネジメントシステム」として捉えるようになりました。また、その構造化が優れていたために、「組織のミッションを明確に方向づけし、伝達するシステム」としても有効であると評価され、活用されています。企業や組織の経営の方向性や戦略を「見える化」するものであり、経営指標と戦略が整合されている一枚の表と言えます。医療界においても、広く活用されているフレームワークです。日本においては、2000年前後に、三重県立病院など主に公立病院での導入が始まりました。BSCでは、以下の視点で業績を評価します。すなわち、

　①財務の視点（株主にどのような結果を提示しなくてはならないのか）

　②顧客の視点（顧客に何を提示しなくてはならないのか）

　③内部プロセスの視点（どのプロセスに秀でるべきか）

　④学習と成長の視点（どのように学習し、改善するべきか）

の4点です。

　そして、この4つの視点が、ミッション（存在意義、使命）の達成に結びつくよう、お互いの因果関係を明確にしておく必要があります。このような視点から業績を評価することにより、「財務の面と直接財務に結びつかない面」「組織の内部からと外部からの評価」「短期的な視点と長期的な視点」「過去の実績と将来への見込み」の4点においてバランスの取れた評価が可能になります。

　BSCは、「財務」のフレームと「非財務」のフレームで構成されているのが特徴です。職員が学習・成長でレベルアップを図り、よいプロセスを展開してくれたら顧客の満足度が増し、それが医療成績に発展して財務的な安定性を得ることができるという「縦の因果連鎖」と、「学習・成長」、「内部プロセス」、「顧客」の3つの視点（非財務的なフレーム）のそれぞれの戦略目標を実現するためにそれぞれの成果目標や目標値、行動計画を考えて活動するという「横の因果連鎖」で成り立っています（図1）。

　「顧客の視点」では、「患者に何を提示するか」「病院にとっての顧客とは誰か」「患者は病院をどのようにみているか」など顧客のニーズを把握することを考え、「内部プロセスの視点」は、業務改善、質の改善など、「学習・成長の視点」は、職員教育、人事考課制度など目標管理・人事管理がターゲットになります。ただ、それぞれの目標を達成するための活動は、それを確実に実現できる「原因」となる活動でなければならないところが難しいのです。

　BSCが導入されている背景には、次の3点が考えられます。

図1 ● BSC の基本コンセプト

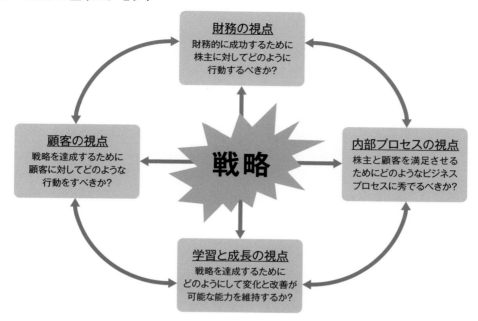

　・企業価値の焦点が従来のような財務指標で測定できる有形資産だけでなく、ソフト、ノウハウ、知識、スキル等無形資産も重要になり、財務指標以外の測定指標によって企業価値をはかることが戦略的に重要になってきた。

　・財務指標の分析検討だけでは競争優位性が望めなくなってきている（我社の強みは何か顧客へのサービスか？品質か？クレーム対応のスピードか測定できる指標が必要になってきた）。

図2 ● ミッションとは？

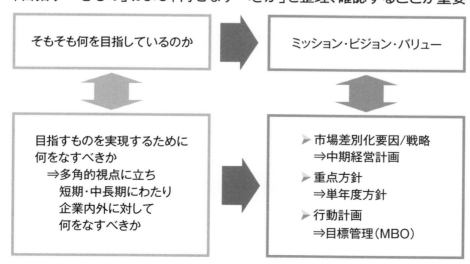

・健全な組織運営には多面的な業績評価でバランスよく運営することが重要になっている。

　BSC を作成する上で、最も重要なことは、その組織体が、そもそも何を目指しているのか、その「ミッション」を明確にすることです。「ミッション」は、広義には「ミッション・ビジョン・バリュー」を含んでいます（**図2**）。その組織体が目指す、なすべきことであり、その付加価値です。「ミッション」を実現するために、多角的視点から、中長期計画を作成し、具体的な短期計画に展開し、個別の行動計画を作成することが重要になります。

　このように、病院の経営を考える場合、BSC は極めて有効なマネジメント・システムといえるでしょう。ミッション、患者の視点、財務の視点、内部プロセスの視点を満足させるために学習と成長の視点があります。すなわち、病院において最も大切なのは、すべての職員が、より専門性を高める機会をもち、協働して医療を行うことに満足感をもつことです。そのことにより、内部プロセスすなわち、病院における診療業務、看護業務から事務作業までの業務手順をより効果的に遂行することが可能になります。そして、内部プロセスが効果的に遂行されていくことが、患者の視点、財務の視点を満足させることになり、その結果としてミッションを達成するためことが可

図3 ● 医療機関ミッション達成のポイント

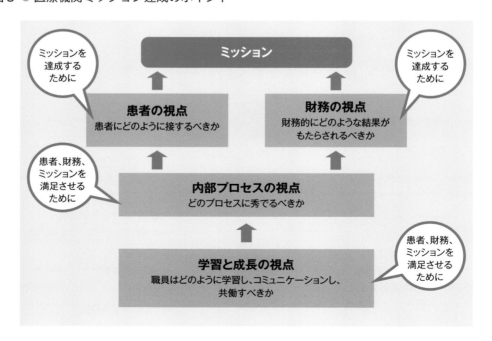

図4 ● タテ列の基本的ストーリー

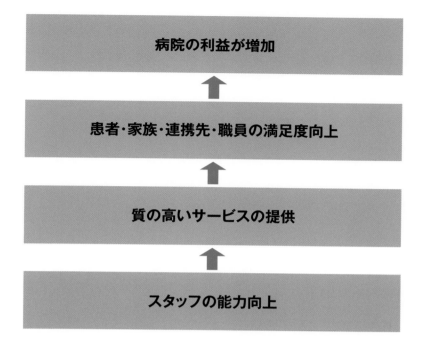

能になります（**図3**）。

　患者の視点、内部プロセスの視点、学習と成長の視点は、日本の病院経営では、"べき論"としては論じられることはあったにしても、評価基準を設けて業績を管理するということは、ほとんど行われてきませんでした。その点が特に公的病院を中心に広がっていった理由ではないかと思われます。

　病院においては、誰も利益が第一だと考えていないでしょう。しかしながら、医療を取り巻く厳しい経済環境の中で赤字の解消という面が重視されてしまうと、医療の質への悪影響が懸念されます。特に、日本の病院においては、財務以外の具体的な指標がほとんどなかったために、質の高い医療の提供や患者サービスの向上を評価することが、従来ほとんど行われてこなかったのです。

　BSC は、財務的視点以外の視点をも重視しているマネジメント・システムであることから、政府機関、非営利組織や医療機関でも注目を集め、その導入がされています。

　BSC は、因果連鎖の考え方を取ります。これは、ひとつのストーリーを描いていくと考えます。スタートは、学習と成長の視点です。医療は専門職が行うサービス業であり、人的資源の充実が何より第一です。スタッフの能力が高まれば、質の高い看護が提供されます。質の高い看護によって、患者満足度が高まり、患者数が増え、病院の収益につながります（**図4**）。このストーリーを目標を立てながら作っていくのです。これを戦略マップという形で展開していきます。また、BSC では、すべて数値で管理していきますので、評価指標作成も行います。BSC 作成ステップについては、**図5** をご覧ください。

図5 ● BSC 作成ステップと戦略マップ

BSC 作成ステップ

①現状把握（SWOT 分析）　②ミッション・ビジョン・戦略の策定
③戦略マップの作成　　④ BSC の作成

戦略マップとは

「財務的視点」「顧客の視点」「内部プロセスの視点」「学習と成長の視点」という 4 つの、
一見は何の関連性もない項目に何らかの相関性を見出し、それらを具体的に示したもの
⇒使える BSC にするには戦略マップが鍵となる！

図 6 ● デューク大学小児科病院の事例

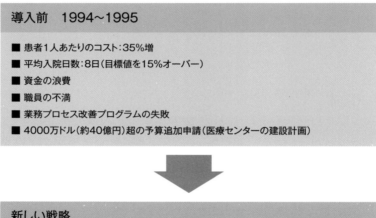

導入前　1994～1995

■ 患者1人あたりのコスト：35%増
■ 平均入院日数：8日（目標値を15%オーバー）
■ 資金の浪費
■ 職員の不満
■ 業務プロセス改善プログラムの失敗
■ 4000万ドル（約40億円）超の予算追加申請（医療センターの建設計画）

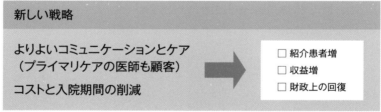

新しい戦略

よりよいコミュニケーションとケア
（プライマリケアの医師も顧客）
コストと入院期間の削減

□ 紹介患者増
□ 収益増
□ 財政上の回復

　機関においては、先進的な医療機関の一つであるデューク大学小児科病院で導入され、
成功したことが、その後の医療機関での導入に大きく寄与しました。以下、事例解説し
ながらご紹介します。

図7 ● デューク小児科病院の BSC

ミッション

患者、家族、プライマリケアの医師にできるかぎり最高で最も配慮のあるケアを提供し、優れたコミュニケーションを行うこと

顧客

患者
- ●満足した患者(%)
- ●推薦してくれる患者(%)
- ●看護プランを明確に言える患者(%)
- ●適時の退院

プライマリケア医師
- ●コミュニケーションに満足した医師(%)
- ●DCHの医師を識別できる患者(%)

財務
- ●業務利益率(%)
- ●患者1人あたりコスト
- ●新生児ケアからの収益

内部プロセス

待ち時間
- ●入院
- ●退院

品質
- ●感染症の割合
- ●クリティカル・パスの利用
- ●血液培養組織の汚染率

生産性
- ●入院期間　　●再入院率
- ●1日1ベッドあたり配置スタッフ

内部プロセス

- ●成果連動型報酬制度
　　　ー意識　　ー実行
- ●戦略的データベース
　　　ー利用可能性　　ー利用

☑ デューク大学小児科病院の事例

　1994 〜 1995 年にかけて、デューク大学小児科病院では、コストの増加、平均在院日数目標値からの 15%オーバーなど、深刻な問題を抱え、その経営は危機的状況にありました。その状況を打破するために、ミッションを「よりよいコミュニケーションとケア」「コストと入院期間の削減」と明確に定め、BSC の導入が決定されました。そして、①紹介患者の増加、②収益の増加、③財政上の回復という目標を掲げました（図6）。

　BSC の導入にあたっては、通常の民間企業の場合とは異なり、財務の視点と顧客の視点が同列に置かれました。これは、非営利機関ではよく行われます。また、顧客としては、患者だけではなく、地域の診療所の医師である「プライマリケア医師」も対象とされています。これは、彼らからの紹介が重要な要素であるからであり、日本の病院においても重視しなければならない点でしょう。内部プロセスにおいては、患者にとっての効率性（待ち時間他）、医療の質、医療業務の効率性などが評価項目となっています。

図8 ● デューク大学小児科病院　BSC 導入の成果

視点	指標	導入前	導入後	改善（%）
財務の 視点	業務利益	▲5千万ドル	1千万ドル	
	患者1人あたりコスト	14,889 ドル	11,146 ドル	▲ 25%
顧客の 視点	満足度	4.3	4.7	＋ 11%
	推薦の意志	4.3	4.7	＋ 11%
	適時の退院	50%	60%	＋ 20%
	看護プランの理解	47%	94%	＋ 100%
内部 プロセス の 視点	入院期間	8日	6日	▲ 25%
	再入院率			
	－ ICU	11%	4%	▲ 63%
	－一般病棟	11%	7%	▲ 36%

研究、教育の視点においては、医師や職員の成長とともに、満足度も重要な評価項目となっています。

　上記を踏まえ作成されたのが**図7**の BSC です。この BSC を導入した結果、デューク大学小児科病院では、顕著な改善を達成することができました（**図8**）。BSC の導入により、各部門において自分たちが達成しなければならない業務目標が明確になり、それぞれの目標に対して具体的に取り組むことが可能となったからです。

　財務の視点においては、従来は漠然と収益の増大が言われていたため、担当者によって取り組みがばらばらであったものが、「患者1人あたりのコストの削減」「新生児ケアからの収益増大」と目標が明確化され、組織として具体的な取り組みができるようになったのです。顧客の視点においても同様で、何が顧客の満足度かが具体的に明示されたことにより、組織としての活動計画が具体的に策定・実行できるようになりました。

　このように、BSC は、病院がミッションを達成するために、それぞれの職員が何をしなければいけないか、その目標は何かを明確にすることによって、組織を有効に機能させることができるのです。

　BSC に取り組む前には、SWOT 分析を行うとよいでしょう。また、BSC は一種の目標管理と言えます。戦略的目標を目標管理に取り入れたい場合は。BSC が最適と言

えます。

4 その他の組織分析

　組織分析手法は、ほかにもあります。しかし、第1章で述べた通り、多くは一般企業用に作られたものですので、病院の看護単位で活用するには、不向きです。しかし、競争の激しい地域の健診機関や介護関係の事業所、新しく事業所を開設する際には、活用できるでしょう。参考までに、いくつかご紹介します。

☑ 3C分析

　市場分析（customer）・競合分析（competitor）・自社分析（company）のそれぞれの頭文字を使って行うのが、3C分析と呼ばれるものです。

　・市場分析（customer）

　自社の製品やサービスを、購買する意志や能力のある潜在顧客を把握します。具体的には、市場規模（潜在顧客の数、地域構成など）や市場の成長性、ニーズ、購買決定プロセス、購買決定者といった観点で分析していきます

　・競合分析（competitor）

　競争状況や競争相手について把握します、競争相手からいかに市場を奪うか（守るか）という視点を持ちながら、寡占度（競合の数）、参入障壁、競合の戦略、経営資源や構造上の強みと弱み（営業人員数、生産能力など）、競合のパフォーマンス（売上高、市場シェア、利益、顧客数など）に着目します競合との比較は、自社の相対的な強みや弱みの抽出にも役立ちます。

　・自社分析（company）

　自組織の経営資源や企業活動について、定性的・定量的に把握します。具体的には、売上高、市場シェア、収益性、ブランドイメージ、技術力、組織スキル、人的資源などを分析します。また、付加価値を生み出す機能や、コスト・ドライバーにも着目します。

　マーケティングの出発点は「顧客」です。マーケティング活動とは顧客の必要とするもの、もしくは欲するものを提供した対価として金銭を獲得する活動。顧客をよく知らなければその欲求を満たすことなどできません。つまり、3C分析の出発点は市場分析から始めることになります。

☑ ファイブフォース分析

　企業の外的環境の中心となる業界構造の分析に基づいて事業戦略を策定するツールです。マイケル・E・ポーターは、1980年の著作「競争の戦略」の中で、業界内の競争に影響を与える5つの要因を指摘し、「競争のルール」の5つの力として、以下のように分類しました。

①顧客

②売り手

③代替・類似サービス

④競争業者

⑤新規参入

　ファイブフォース分析は、5つの力の個々または総合的な強さを分析することで、業界における競争関係の特性を決める決定的な構造特徴を明らかにすることができるとしています。

索 引

MEMO

MEMO